ISBN 978-3-662-23663-5 ISBN 978-3-662-25749-4 (eBook)
DOI 10.1007/978-3-662-25749-4

Anothomia oder abconterfectung eines Weybs leyb/wie er innwendig gestaltet ist.

Das Hirn ist kelter vnd feuchter dañ alle andern gelider.

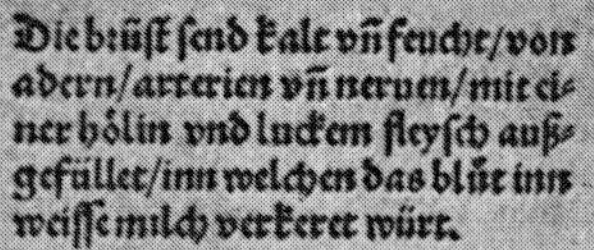

Die brüst send kalt vñ feucht/von adern/arterien vñ neruen/mit einer hölin vnd luckem fleysch außgefüllet/inn welchen das blût inn weisse milch verkeret würt.

Dyafragma ist ein fellin/welchs do abteylet die ernerende gelider/von denē so dz leben vffenthalten.

Der Mag ist ein haf n/darin alle speys von ď lebern gekocht würt/vnd auß im das haupt/hertz/vnd alle glider gespeyset vnd erneret/Auch alles geplût auß dem Magen von der lebern geborn.

Die Leber ist ein brunn aller natürlichen geyst vñ krefften/ein zû samen gerunnen blût/welche von der speys des Magens das edelst an sich zichet/vñ dar auß ein rein lauter geplût macht/den schaum daruon abgesündert welches ist die feuchte Colera in das heutlin der gallen/Die heef aber/welchs die melancoly ist/schreibt sye in dz miltz/Die menstrua oder weybs fluß hat jren vrsprung von der lebern/ein ader die sich herab zeicht in den vorhoff der mûtter/wie hie verzeichet ist.

Die Nieren send warm vnd trucken/durch welche/alle feuchtin von dem Magen in die blasen gefüret werden.

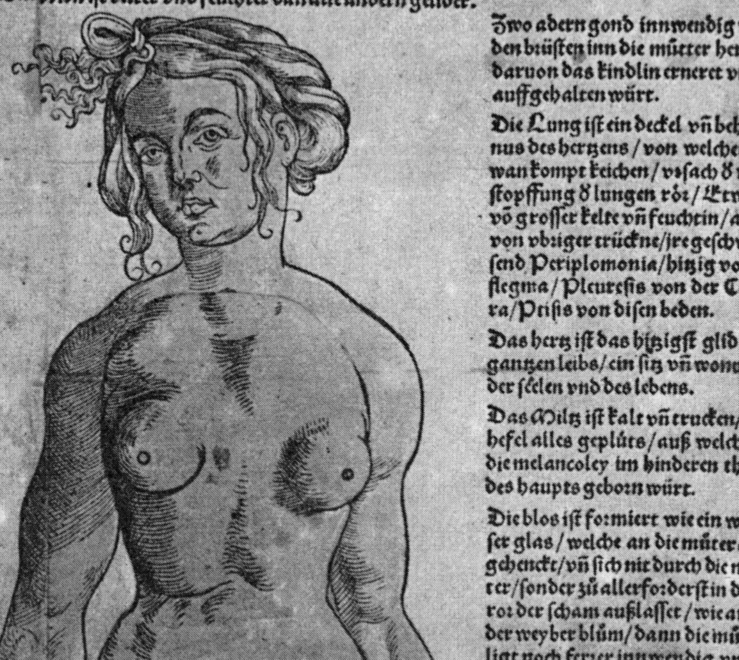

Zwo adern gond innwendig v den brüsten inn die mûtter her daruon das kindlin erneret v auffgehalten würt.

Die Lung ist ein deckel vñ beh nus des hertzens/von welche wan kompt keichen/vrsach ď v stopffung ď lungen rör/Etw vō grosser kelte vñ feuchtin/a von vbriger trückne/jre geschw send Periplomonia/hitzig vo flegma/Pleuresis von der C ra/Prisis von disen beden.

Das hertz ist das hitzigst glid ganzen leibs/ein sitz vñ won der seelen vnd des lebens.

Das Miltz ist kalt vñ trucken/ hefel alles geplûts/auß welch die melancoley im hinderen th des haupts geborn würt.

Die blos ist formiert wie ein w ser glas/welche an die mûter gehenckt/vñ sich nit durch die m ter/sonder zû allerforderst in d tor der scham außlasset/wie a der weyber blûm/dann die mû ligt noch ferrer innwendig v hart verschlossen/welche sich z zeit des Ehelichen wercks öffen nachmals widerumb vff das h test zûschleußt ꝛc.

Emorroidales oder Vene auree/das ist die guldin ader nennet/durch welche etwan vil bös geplût außge[…] würt/gleich als durch der weyber kranckheyt.

Hierinnen würt auch gemelt die ader Vena kilis/welche zû hinderst in dem leyb an dem ruckgrat herab geht bis an die mûtter/darnach sich theylet inn zween äst oder ader n/eine in den lincken/die ander in den rechten schenckel.

Die mûter ist ein fürgeordnet faß von Gott dem Herrn/darein die kindlen entpfangen/erneret/vnd zû eines menschen körper formiert werden/An der mûter hanget ein bläßlin oder fäßlin/darinnen sich des weybs blûm von der leber her ab versamlet/vnd durch das eusser tor der mûter/daran auch die blaß verfasset/sich zû ir zeit außschüttet/Auch ist die mûter mit zweyen fleyschin flügeln zû beden seitē angehenckt/an welchen zwey feßlin hangē/vasa spermatis genant.

Mit Kayserlicher Mayestat freyheit.

Getruckt zû Straßburg durch Heinrichen Vogtherren. Anno. M.D.xxxviii.

Geburtshilfe

1 **G.F.H. Abegg**
Zur Geburtshülfe und Gynäkologie. Berlin, 1868. VII, 111 Seiten. Geb.
DM 25,–

2 **O. Abraham**
Verhaltungsmaßregeln für Schwangerschaft, Entbindung und Wochenbett für Mütter und Pflegerinnen. Berlin, 1909. 25 Seiten. Br. 1. Umschl.-Seite beklebt. **DM 5,–**

3 **F. Ahlfeld**
Abwartende Methode oder Credé'scher Handgriff? Eine kurzgefasste Darstellung der Physiologie und Diätetik der Nachgeburtsperiode ... Leipzig, 1888. 36 Seiten. Br. **DM 10,–**

4 **F. Ahlfeld**
Kurzfristige Schwangerschaften. Leipzig, 1916. 24 Seiten. Br. = Mitteilungen zur Geburtshilfe und Gynäkologie für die Praxis. August 1916, Heft 2. Mit Widmung des Verfassers an Fehling. **DM 25,–**

5 **A. Auvard**
De la conduite à tenir dans les cas de Placenta Praevia. Thèse d'Agrégation (Accouchements) Avec 14 figures dans le texte. Paris, 1886. 252 Seiten. Geb.
DM 38,–

6 **L. Bandl**
Über das Verhalten des Uterus und Cervix in der Schwangerschaft und während der Geburt. Mit vier lithographirten Tafeln und schematischen Zeichnungen. Stuttgart, 1876. 58 Seiten. Geb. **DM 36,–**

7 **F. Beetz**
Die infizierte Geburt. Osterwieck/Berlin, 1943. 88 Seiten. Br. Einzelne, unbedeutende Wasserränder. **DM 8,–**

8 **von Behr-Pinnow**
Geburtenrückgang und Bekämpfung der Säuglingssterblichkeit. Berlin, 1913. 87 Seiten. Br. 1. Umschl.-Seite und Tb. gest. **DM 10,–**

9 **J.F. Blumhardt**
Über das baldige künstliche Entfernen der Nachgeburt. Nach den amtlichen Tagebüchern der Geburtshelfer Würtembergs verfasst ... Mit einem Vorwort von Professor Dr. L.S. Riecke in Tübingen. Stuttgart, 1830. X, 106 Seiten. Geb.
DM 80,–

10 **J.L. Boer**
Natürliche Geburtshülfe, und Behandlung der Schwangern, Wöchnerinnen, und neugebornen Kinder. Nach Versuchen und Beobachtungen an der öffentlichen Entbindungsschule in Wien. In sieben Büchern. (3 Bände in 1 Band) Dritte vermehrte Auflage. Wien, 1817. XII, 243 Seiten (1. Band); X, 182 Seiten (2.Band); XIV, 264 Seiten. (3.Band) Hldr.Exlibris a. 2.Umschl.-Seite. Leicht stockfleckig.
DM 320,–

11 **C.R. Braun**
The Uraemic Convulsions of Pregnancy, Parturition and Childbed. Translated from the German, with notes by J.M. Duncan. Edinburgh, London, 1857. 71 Seiten. Geb. **DM 75,–**

12 **G. Braun**
Compendium der operativen Gynaekologie und Geburtshilfe. Wien, 1860. XII, 284 Seiten. Geb. N. a. Vb. **DM 40,–**

13 **G.A. Braun**
Compendium der Geburtshilfe. Wien, 1864. XIV, 437 Seiten. Hldr. Tb. beschr. u. gest. Einband etwas geschabt.
DM 42,–

14 –,– 2. verb. Aufl. Wien, 1875. XVI, 528 Seiten. Br. **DM 35,–**

15 **R. Braun v. Fernwald**
Über Asepsis und Antisepsis in der Geburtshilfe mit specieller Berücksichtigung der Verhältnisse und Erfolge an der geburtshilflichen Klinik des Herrn Hofrathes Professor G. Braun in Wien. Wien, 1895. 159 Seiten. Hldr. Einband leicht geschabt.
DM 18,–

16 **Brennecke**
Der Kampf um die Gesundung der geburtshilflichen Ordnung. Magdeburg, 1913. VII, 360 Seiten. Br. Widm. d. Verf. a. 1. Umschl.-Seite. **DM 18,–**

17 **E. Bumm**
Grundriss zum Studium der Geburtshülfe. In achtundzwanzig Vorlesungen und fünfhundert-fünfundsiebenzig bildlichen Darstellungen. Wiesbaden, 1902. XI, 766 Seiten. Ln. Einband leicht beschädigt, stockfleckig. **DM 15,–**

18 –,– in achtundzwanzig Vorlesungen und fünfhundert-einundachtzig bildlichen Darstellungen. 3. verb. Aufl. Wiesbaden, 1905 XI, 787 Seiten. Geb. **DM 20,–**

19 –,– in achtundzwanzig Vorlesungen und fünfhundert-undneunzig bildlichen Darstellungen. 5. verb. Aufl. Wiesbaden, 1908 XI, 806 Seiten. Geb. **DM 25,–**

20 **G. Burckhard**
Geburtshilfliche und gynäkologische Therapie mit Einschluß der Heilmittel. Berlin, Wien, 1928. 220 Seiten. Br. **DM 10,–**

21 –,– 2. umgearb. Aufl. Stuttgart, 1938. 260 Seiten. Ln. **DM 15,–**

22 **U. Burger**
Geburtshilfliche Operationslehre. 227 Abb. Berlin · Göttingen · Heidelberg, 1952. 278 Seiten. Geb.
(statt DM 39,–) **DM 27,50**

23 **U. Burger**
Lehrbuch der Geburtshilfe. 500 Abb., 1 Bildnis (J.P. Semmelweis). Berlin, Göttingen, Heidelberg, 1950. XI, 700 Seiten. Geb.
(statt DM 49,80) **DM 35,–**

24 **J. Burns**
Handbuch der Geburtshülfe, mit Inbegriff der Weiber- und Kinderkrankheiten. Nach der achten, vollständig umgearbeiteten und "gleichsam ein neues Werk bildenden" Ausgabe, herausgegeben von H.F. Kilian, Bonn, 1834. XVI, 821 Seiten. Hldr. Hs. Widm. d. Verlegers a. Vb.
DM 280,–

25 **D.W.H. Busch**
Lehrbuch der Geburtskunde. Dritte Auflage. Berlin, 1836. XVI, 514 Seiten. Geb. –,– Atlas geburtshülflicher Abbildungen, mit Bezugnahme auf das Lehrbuch der Geburtskunde. Zweite Auflage. Berlin, 1851. XIII, 148 Seiten. 49 Tafeln. Hldr. N. a. Vb. u. Tb. Leicht stockfleckig.
zusammen **DM 580,–**

26 **D.W.H. Busch**
Lehrbuch der Geburtskunde. Dritte Auflage. Berlin, 1836. XVI, 514 Seiten. Ln.
DM 250,–

27 **P. Camper**
Betrachtungen über einige Gegenstände aus der Geburtshülfe und über die Erziehung der Kinder. Aus dem Holländischen übersetzt. Mit Kupfern. Zwey Theile in einem. Leipzig, 1777. XX, 116 (1. Teil), 80 Seiten (2. Teil). 3 Falttafeln im Anhang. Geb. N. a. Vb. **DM 620,–**

28 **P. Cazeau**
Traité Théorique et Pratique de l'Art des Accouchements comprenant l'histoire des maladies qui peuvent se manifester pendant la grossesse et le travail, l'indication des soins a donner a l'enfent depuis la naissance jusqu'a l'époque du sevrage. Sixième Édition, avec 4 planches sur acier et 136 figures intercalées dans le texte, dessinées par Léveille, gravées sur bois par Badoureau. Deuxième tirage. Paris, 1862. XIV, 1024 Seiten. Hldr.
DM 80,–

29 **A. Charpentier**
Traité Pratique des Accouchements. Tome Premier. Avec une planche chromolithographiée et 333 figures intercatées dans le texte. Paris. 1883. VII, 1056 Seiten. Hldr.
Tome Second. Paris, 1883. 994 Seiten. Hldr. **DM 36,–**

30 **J. Chiari/C. Braun/J. Spaeth**
Klinik der Geburtshilfe und Gynaekologie. Erlangen, 1855. 738 Seiten. Br.
DM 62,–

31 **H.M. Cohen**
Gesammelte Abhandlungen zur Geburtshülfe und wissenschaftlichen Medicin. Nach seinem Tode gesammelt und herausgegeben von N.H. Cohen. Nördlingen, 1876. XI, 515 Seiten. 2 Tafeln im Anhang. Hldr. gestempelt. **DM 75,–**

32 **F.G. Danz**
Grundriß der Zergliederungskunde des ungeborenen Kindes in den verschiedenen Zeiten der Schwangerschaft. Mit Anmerkungen begleitet von Sömmering. 2 Bände in einem. Frankfurt und Leipzig, 1792 (Bd. 1); Giessen, 1793 (Bd. 2). 242, 240 Seiten. Geb. stockfleckig. Verblichener Besitzervermerk a. 2. Umfschl.-Seite. Vb., Tb. u. Bl. 242/43 beschädigt.
DM 220,–

33 **Davidson**
Elias Henschel in seinem Leben und funfzigjährigen Wirken als Arzt und Geburtshelfer. Breslau, 1837. X, 133 Seiten. Br. Leicht stockfleckig. Schwache Wasserränder. **DM 68,–**

34 **M.F.A. Deleurye**
Traité des Accouchemens en Faveur des Éleves; Dans lequel sont traitées les Maladies des Femmes grosses & accouchées, & celles des petits Enfans: ... Paris, 1770. XVI, 430 Seiten. Ldr. Angaben zum Verfasser auf dem Titelblatt z. T. übermalt. Sehr gut erhalten. N. a. Vb. gest. **DM 380,–**

35 **Desberger**
Biargruna worin der Pelvimeter Pluriformis als neueste Erfindung eines Instrumentes für Entbindungskunde und als Beytrag zu diesem Theile der Nachkommenschaft-Heilkunde, Medicina Propagini, abgebildet und beschrieben ist. Berlin und Stettin, 1824. XVI, 30 Seiten. 3 Falttafeln im Anhang. Geb. 2°
DM 120,–

36 **E. Detroit**
Cursus der Geburtshilfe, mit Einschluss der wichtigsten Krankheiten der Schwangeren, der Wöchnerinnen und der neugeborenen Kinder ... 3 Bände. Geb. Berlin, 1846.
Band I: Geburts- und Wochenbetts-Lehre. XXVI, 699 Seiten.
Band II: Krankheiten des Wochenbettes und der weiblichen Geschlechtssphäre. XXXIV, Seite 699 – 1322.
Band III. (Anhang): Die wichtigsten Krankheiten der Neugebornen und Register über das ganze Werk. V, 192 Seiten. **DM 240,–**

37 **A. Dieffenbach**
Die Indicationen für den Kaiserschnitt. Giessen, 1860. 33 Seiten. Geb. Tb. etwas fleckig.(Inangural-Abhandlung)
DM 42,–

38 **H.A. Dietrich**
Einführung in die Geburtshilfe und Gynäkologie. 1. u. 2. Aufl. 99 Abb. München/Wiesbaden, 1920. VIII, 193 Seiten. Geb. Einband leicht beschädigt.
DM 10,–

39 **L.v. Dittel, jr.**
Die Dehnungszone des schwangeren und kreissenden Uterus. Ein Beitrag zur Lehre vom "unteren Uterinsegmente". 17 Fig. 1 Tafel. Leipzig, Wien, 1898. 81 Seiten. Br. 1. Umschl.-Seite m. Namen u. Stempel. **DM 10,–**

40 **A. Döderlein**
Leitfaden für den geburtshilflichen Operationskurs. 18. verb. Aufl. 188 Abb. Bearb. v. G. Döderlein. Leipzig, 1944. XI, 259 Seiten. Br. **DM 5,–**

41 –,– dass. 19., unveränderte Auflage. Mit 188 Abb. Bearb. v. G. Döderlein. Stuttgart, 1947. XII, 255 Seiten.Br.
DM 5,–

42 **G. Döderlein/G. Mestwerdt**
Geburtshilflich-gynäkologische Propädeutik und Untersuchungslehre. 2. erw. Aufl. 148 Abb. Leipzig, 1954. VIII, 271 Seiten. Geb. **DM 5,–**

43 –,– dass. 6., erweiterte Auflage. 177 Abb. Leipzig, 1967. IX, 314 Seiten. Geb.
DM 10,–

44 **A. Dührsen**
Die Anwendung der Jodoformgaze in der Geburtshülfe. Berlin, 1888. 34 Seiten. Br. 1. Umschl.-Seite gest. **DM 25,–**

45 **A. Dührssen**
Geburtshülfliches Vademecum für Studierende und Ärzte. 41 Abb. 9. verb.u.verm. Aufl. Berlin, 1908. X, 284 Seiten. Geb.
DM 5,–

46 **I. Düntzer**
Die Competenz des Geburtshelfers über Leben und Tod. Mit besonderer Rücksicht auf die Streitfrage: Darf in zweifelhaften Fällen das Kind der Mutter, oder die Muttter dem Kinde geopfert werden? Köln am Rhein, 1842. VIII, 49 Seiten. Geb. **DM 75,–**

47 **A. Dugès**
Manuel d'Obstétrique ou Traité de la Science et de l'Art des Accouchemens. Deuxième Edition. Avec des nombreux changemens et 46 figures gravées. Paris, 1830. X, 499 Seiten. Hldr. Leicht stockfleckig. **DM 250,–**

48 **F. Duparcque**
Vollständige Geschichte der Durchlöcherungen, Einrisse und Zerreissungen des Uterus, der Vagina und des Perinaeum's nebst Angabe der präservativen und radicalen Behandlung dieser Affectionen. – In einem sehr erweiterten, die Leistungen aller wissenschaftlich gebildeten Nationen der ganzen Erde berücksichtigenden Maße bearbeitet von J.F.W. Nevermann. Quedlinburg und Leipzig, 1838. XLII, 529 Seiten. Geb. N. a. Vb.
DM 160,–

49 **F. Duparcque**
Traité théorique et pratique sur les Altérations Organiques simples et cancéreuses de la Matrice. Paris, 1832. 486 Seiten. Geb. N. a. 1. Umschl.-Seite. Leicht stockfleckig. **DM 220,–**

50 **F. Eberhart**
Geburtshilfliches Brevier für Ärzte und Studierende. Berlin, Wien, 1925. XII, 164 Seiten. Br. **DM 5,–**

51 **Eisenmann**
Die Wund-Fieber und die Kindbett-Fieber. Erlangen, 1837. 546 Seiten. Geb. Leicht stockfleckig. **DM 48,–**

52 **E. Ekstein**
Geburtshilfliche Neuorganisationen in Oesterreich. Stuttgart, 1902. 53 Seiten. Br. **DM 10,–**

53 **G. Eustache**
Étude sur les Lochies dans l'État normal et les États pathologiques. Extrait des Archives de Tocologie. Paris, 1883. 136 Seiten. 1 Tafel im Anhang. Br. Einband mit Altersschäden. Hs. Widm. d. Verf. a. Tb. **DM 18,–**

54 **H. Fasbender**
Entwickelungslehre, Geburtshülfe und Gynäkologie in den Hippokratischen Schriften. Stuttgart, 1897. XVIII, 300 Seiten. Geb. **DM 48,–**

55 **H. Fasbender**
Geschichte der Geburtshilfe. Hildesheim, 1964. XVI, 1028 Seiten. Ln. Nachdruck der Ausgabe Jena 1906.
(statt DM 148,–) **DM 96,–**

56 **H. Fehling**
Das Dasein vor der Geburt. Stuttgart, 1887. 24 Seiten. Br. **DM 8,–**

57 **H. Fehling**
Entwicklung der Geburtshilfe und Gynäkologie im 19. Jahrhundert. Berlin, 1925. VIII, 269 Seiten. Geb. **DM 60,–**

58 **H. Fehling**
Die operative Geburtshilfe der Praxis und Klinik. In zweiundzwanzig Vorträgen. 2. umgearb. u. verm. Aufl. 80 Abb. Wiesbaden, 1912. VIII, 225 Seiten. Geb. **DM 15,–**

59 **Festschrift zur Feier des Fünfzigjährigen Jubiläums der Gesellschaft für Geburtshilfe und Gynäkologie in Berlin.**
Hrsg. R. Chrobak, J. Pfannenstiel. 15 Tafeln u. 4 Holzschnitte. Wien, 1894. VIII, 419 Seiten. Geb. **DM 48,–**

60 **B. Freund**
Beschreibung und Kritik über Poullet's erfundene Geburts-Zange. Mit Holzschnitten. Berlin, Neuwied, 1888. 14 Seiten. Br. **DM 15,–**

61 **W. Frey**
Herz und Schwangerschaft. Mit einem Geleitwort von W. Stoeckel und A. Schittenhelm. 15 Abb. Leipzig, 1923. VIII, 124 Seiten. Br. **DM 15,–**

62 **H. Fritsch**
Geburtshilfe. 73 Abb. Leipzig, 1904. VIII, 467 Seiten. Geb. Mit Widmung des Verfassers an Fehling. **DM 48,–**

63 **H. Fritsch**
Gerichtsärztliche Geburtshilfe. 14 Fig. Stuttgart, 1901. VI, 210 Seiten. Br. **DM 31,–**

64 **H. Fritsch**
Grundzüge der Pathologie und Therapie des Wochenbetts. Stuttgart, 1884. 200 Seiten. Hldr. **DM 27,–**

65 **H. Fritsch**
Klinik der geburtshülflichen Operationen. 11 Tafeln u. 12 Holzschnitte. Zweite umgearbeitete Auflage. Halle a.S., 1876. 390 Seiten. Geb. **DM 56,–**

66 –,– dass. 3. umgearb. Aufl. 11 Tafeln. 12 Holzschnitte. Halle a.S., 1880. VIII, 376 Seiten. Hldr. **DM 56,–**

67 –,– dass. 5. verb. Aufl. Halle a.S., 1894. VI, 333 Seiten. Hldr. N. a. Vb. gest. **DM 56,–**

68 **L.F. Froriep**
Theoretisch-praktisches Handbuch der Geburtshülfe, zum Gebrauche bei akademischen Vorlesungen und für angehende Geburtshelfer. Sechste vermehrte und verbesserte Ausgabe. Mit einem Kupfer. Weimar, 1818. XIII, 536 Seiten. Nachträglich eingeheftet 6 Falttafeln mit Original-Tuschzeichnungen und hs. Erläuterungen der Abbildungen auf 4 Bl. Geb. N. a. Tb. **DM 160.–**

69 –,– dass. Sechste vermehrte und verbesserte Ausgabe. Mit einem Kupfer. Weimar, 1820. XI, 316 Seiten. Geb. 8°. N. a. Tb. Einband mit Altersspuren. Schwache Wasserränder. Leicht stockfleckig. **DM 160,–**

70 **C. Fürst**
Die Vorkehrungen zur Erreichung der Asepsis bei Geburten ... Stuttgart, 1890. V, 69 Seiten. Br. **DM 13,–**

71 **J.C. Gehler**
Kleinere Schriften, die Entbindungskunst betreffend. Aus dem Lateinischen. Mit Zusätzen von C.G. Kühn. Mit Kupfern. (Zwei Teile in einem Band.) Leipzig, 1798. VIII, 416 ; 248 Seiten. Br. N. a. 2. Umschl.-Seite. **DM 180,–**

72 **W.A. Georgii**
Zwey Vorträge über den Begriff von Chirurgie und Geburtshülfe und die Bedingungen ihrer Ausübung. Als Einleitung und Einladung zu meinen öffentlichen Vorträgen über Chirurgie und Geburtshülfe gehalten im Dezember 1816 ... zu Tübingen. Tübingen, o.J., 28 Seiten. Br. N. a. 2. Umschl.-Seite. Leicht stockfleckig. **DM 56,–**

73 **F. Gergens**
Die Steissgeburt. Eine Abhandlung mit einer Zeichnung. Würzburg, 1823. 68 Seiten. Br. **DM 75,–**

74 **J.J. Goy**
Über die Wirkungsart und Anwendung der Geburtszange. Würzburg, 1826. 30 Seiten. Geb. Inaugural Abhandlung. **DM 42,–**

75 **W. Grüb**
Die Wendung auf die Füsse nach Ursprung und Fortbildung. Würzburg, 1840. 37 Seiten. Geb. Inaugural Abhandlung. **DM 42,–**

76 **H. Guggisberg**
Geburtshilfliche Operationslehre. 241 Abb. Stuttgart, 1916. XV, 524 Seiten. Br. **DM 23,–**

77 **A. Guzzoni degli Ancarani**
L'Italia Ostetrica. 2.ª edizione completamente rifatta con numerose aggiunte e con 110 nuove illustrazioni. Siena, 1911. XXII, 628 Seiten. Br. **DM 28,–**

78 **A. Guzzoni degli Ancarani**
Prima e dopo la Nascita. Messina, 1902. 54 Seiten. Br. Mit hs. Widm. d. Verf. für Prof. Fehling a. 1. Umschl.-Seite. Discorso Inaugurale. **DM 15,–**

79 **Handbuch der Geburtshülfe**
Hrsg. v. P. Müller. 3 Bände. Br.
I. Band: 81 Abb. Stuttgart, 1888. XVI, 646 Seiten.
II. Band: 1. Hälfte. 133 Abb. Stuttgart, 1888, 496 Seiten. 2. Hälfte. 111 Holzschnitte. 1 Tafel. Stuttgart, 1889. XXX, Seite 497 – 1010.
III. Band: 93 Abb. Stuttgart, 1889. XXII, 726 Seiten. **DM 320,–**

80 **C. Hasse**
Ueter facultative Sterilität. Neuwied & Leipzig, 1882. 38 Seiten. Br. **DM 5,–**

81 –,– dass. Supplement / Das Pessarium occlusiorum und dessen Applicarton. 3., verm. Auflage. Neuwied & Leipzig, 1884. 15 Seiten. Br. **DM 5,–**

82 **C. Hasse**
Ueter facultative Sterilität. 5. Auflage. 1. und 2. Teil (Supplement) Berlin/Neuwied, 1888. 83; 60 Seiten. Br. gestempelt. Teil 2 lose **DM 10,–**

83 **J. Hatin**
Taschenbuch der Geburtshülfe in allen schwierigen und naturwidrigen Fällen. Nach dem Französischen bearbeitet von C. Fitzler. Ilmenau, 1828. XXVIII, 238 Seiten. Geb. Mit Randnotizen. **DM 72,–**

84 **G.G.P. Hauck**
Die geburtshilfliche Praxis. Mitgetheilt von G. Hauck. Berlin, 1852. VIII, 236 Seiten. Geb. stockfleckig. N. a. Vb. **DM 45,–**

85 **A. Hegar**
Die Pathologie und Therapie der Placentarretention. Berlin, 1862. VII, 209 Seiten. Geb. Vb. gest. **DM 32,–**

86 **Heine**
Leitfaden der Entbindungskunst. Braunschweig, 1835. VIII, 175 Seiten. Geb. stockfleckig. Name auf dem Titelblatt. **DM 120,–**

87 **F. Heinsius**
Lues bei Mutter und Kind. 9 Abb. und 5 Tabellen. Stuttgart, 1928. 94 Seiten. Br. **DM 8,–**

88 **T. Helm**
Traité sur les Maladies Puerpérales, suivi de Recherches sur l'Auscultation des Femmes Enceintes; Paris, 1840. 128 Seiten. Geb. Leicht stockfleckig. **DM 180,–**

89 **C. Hennig**
Die Krankheiten der Eileiter und die Tubenschwangerschaft. Mit 18 Holzschnitten nach Originalen von E.A. Funke und C. Hennig und 2 Copieen. Stuttgart, 1876. VI, 163 Seiten. Br. **DM 18,–**

90 **W.G. v. Herder**
Zur Erweiterung der Geburtshülfe ... Mit zwei Kupfertafeln. Leipzig, 1803. XII, 275 Seiten. Geb. **DM 90,–**

91 **O. v. Herff**
Behandlung der Nachgeburtsblutungen. Hrsg. v. P. Hüssy. Mit 26 Abb. München, 1916. 39 Seiten. Br. **DM 5,–**

92 **O. v. Herff**
Zeit- und Streitfragen über die ärztliche Ausbildung insbesondere über den geburtshilflich-gynäkologischen Unterricht. Wiesbaden, 1898. 86 Seiten, 4 Tab. Geb. **DM 32,–**

93 **H.-J. Herschlein**
Die antiproteolytische Therapie generalisierter und lokaler Störungen der Blutgerinnung in Geburtshilfe und Gynäkologie. 66 Abb., 11 Tabellen. Stgt./New York, 1970. VIII, 126 Seiten. Br. **DM 12,–**

94 **C.G. Hesse**
Über das Schreien der Kinder im Mutterleibe vor dem Risse der Eihäute. Leipzig, 1826. VI, 113 Seiten. Br. Titel handschr. a. 1. Umschl.-Seite. Leicht stockfleckig. **DM 150,–**

95 **F. Hey**
Die Wichtigkeit des Stillens. Hamburg, o.J., 32 Seiten. Br. **DM 8,–**

96 **E.A.W. Himly**
Darstellung des Dualismus am normalen und abnormen menschlichen Körper, oder physiologische Erörterung seiner Zusammensetzung aus zwei Hälften und der auf mangelnder Vereinigung derselben beruhenden Missgeburten. Mit vier Kupfertafeln und zwei Steindrucktafeln. Hannover, 1829. 4 Bl., VIII, 212 Seiten. Geb. = Beiträge zur Anatomie und Physiologie. 1. Lieferung. **DM 260,–**

97 **H. Hinselmann**
Die angebliche, physiologische Schwangerschaftsthrombose von Gefässen der uterinen Placentarstelle. Mit 18 Tafeln, 1 Abb. Stuttgart, 1913. 79 Seiten. Im Anhang 18 Tafeln mit 18 Bl. Erläuterungen. Br. **DM 28,–**

98 **J. Hirschfeld**
Die Uterusdouche. Ihre Anwendung in der gynäkologischen und geburtshülflichen Praxis. Erlangen, 1866. 56 Seiten. Br. **DM 10,–**

99 **H. Hoening**
Beiträge zur Lehre vom kyphotisch verengten Becken. 5 Tafeln, 4 Fig. Bonn, 1870. 57 Seiten. Br. gestempelt. **DM 28,–**

100 **F.J. Hofer**
Lehrsätze der praktischen Geburtshilfe die Manualoperationen betreffend, zum Gebrauche der Vorlesungen bey dem Chirurgischen- und Hebammen-Institut. Nebst einem Anhange. Augsburg, 1788. 9 Bl. 334 Seiten. Br. 8°. Leicht stockfleckig. **DM 120,–**

101 **C.Ph. Hoffmann**
Schediasma litterarium de insignioribus puerperii temporibus sive. Von Sechs-Wöchnerinnen. Regiomonti & Lipsiae, 1723. 96 Seiten. Pppbd. **DM 150,–**

102 **M. Hofmeier**
Anatomische und klinische Beitraege zur Lehre von der ektopischen Schwangerschaft. 1 lith. Doppeltafel, 6 Abb. Würzburg, 1894. 32 Seiten. Br. Tb. gestempelt. = Sep-Abdruck aus Verhandlungen der phys.-med. Gesellschaft zu Würzburg. Bd. XXVIII, Nr. 4 **DM 14,–**

103 **A.F. Hohl**
Die Geburten missgestalteter, kranker und todter Kinder. Halle, 1850. VIII, 383 Seiten. Br. **DM 80,–**

104 **A.F. Hohl**
Vorträge über die Geburt des Menschen. Halle, 1845. XX, 482 Seiten. Br. Leicht stockfleckig. **DM 96,–**

105 **J. v. Holst**
Conceptionstermin und Schwangerschaftsdauer. Dorpat und Fellin, 1881. 55 Seiten. Br. **DM 10,–**

106 **J. v. Horn**
Die durch Fragen und Antworten treulich anweisende Wehemutter, wie man einer mit Leibesfrucht gesegneten Frau in der Geburt recht beystehen, denen schweren Zufällen bey Zeiten vorkommen, und wenn dieses versäumet ist, sie hernach mit geschickter Hand aus der Noth und Lebensgefahr helfen soll. Achte mit neuen Anmerkungen vermehrte Auflage. Leipzig, 1786. 8 ungez. Blätt., 346 Seiten, 3 Blätt. (Register) Geb. **DM 260,–**

107 **J. Ph. Horn**
Lehrbuch der Geburtshülfe zum Unterricht für Hebammen. Zweite ganz umgearbeitete, verbesserte, für Hebammen eingerichtete Ausgabe. Wien, 1825. XVI, 359 Seiten. Geb. N. a. Tb. Stockfleckig. **DM 180,–**

108 –,– dass. 1 Kupfertafel. 3. umgearb. Aufl. Wien, 1838. XVI, 362 Seiten. Geb. N. a. Tb. Einband abgegriffen. Stockfleckig. **DM 120,–**

109 **J. Hotte**
Geschichte der Geburtshülflichen Gesellschaft zur Hamburg von 1858 bis 1883. Hamburg, 1883. 85 Seiten. Br. N. a. Tb. **DM 24,–**

110 **P. Hüssy**
Begutachtung und gerichtliche Beurteilung von ärztlichen Kunstfehlern auf geburtshilflich-gynäkologischem Gebiete. Stuttgart, 1935. 81 Seiten. Br. **DM 16,–**

111 **P. Hüssy**
Die Schwangerschaft in ihren Beziehungen zu den andern Gebieten der Medizin und ihre biologischen Probleme. 8 Abb. und 18 Kurven. Stuttgart, 1923. XII, 326 Seiten. Br. **DM 18,–**

112 **C.Ch. Hueter**
Disputatio de singulari exemplo pelvis forma infantili in adulta reperto. 2 Tafeln. Marburg, 1837. 28 Seiten. Br. Stockfleckig. Umschlag beschädigt. **DM 60,–**

113 **C.Ch. Hueter**
Die dynamischen Geburtsstörungen. Ein Versuch zur rationellen Begründung der dynamischen Geburtshülfe. Berlin, 1830. VI, III-VI, 570 Seiten. Geb. Titelblatt beschriftet. **DM 80,–**

114 **C.Ch. Hueter**
Lehrbuch der Geburtshülfe für Hebammen. Marburg, 1838. X, 234 Seiten. Br. Stockfleckig. **DM 70,–**

115 **C.Ch. Hueter**
Die Lehre von den Wöchnerinnenfiebern. Marburg, 1832. 4 Bl., 154 Seiten. Geb. Tb. gest. OPpbd. Ecken abgestoßen. **DM 120,–**

116 –,– dass. Br. **DM 110,–**

117 **C.Ch. Hueter**
Die Pathologie und Therapie der fünften Geburtsperiode. Marburg, 1828. XVI, 255 Seiten. Geb. Vorsatz- und Titelblatt beschriftet. Vorsatzblatt und Seite I, II unbedeutende Wurmspuren. **DM 80,–**

118 –,– dass. Br. **DM 75,–**

119 **V. Hueter**
Die Flexionen des Uterus. Leipzig, 1870. 210 Seiten. Br. Leicht stockfleckig. **DM 18,–**

120 **T. Hugenberger, sen.**
Bericht aus dem Hebammen-Institute Ihrer Kaiserlichen Hoheit der Frau Grossfürstin Helene Pawlowna zu St. Petersburg für den XV-jährigen Cyclus von 1845 bis 1859 incl. Mit 5 lithographirten Tafeln. (Separat-Abdruck aus der St. Petersburger medicinischen Zeitschrift). St. Petersburg, 1863. 160 Seiten, 1 Faltkarte u. 4 Tafeln im Anhang. Br. 1. Umschl.-Seite gest. **DM 28,–**

121 **W. Hunter**
William Hunters Bemerkungen über die bey schweren Geburten empfohlene Zertheilung der Schaambeine, nebst des Herrn Jumelins Abhandlung über eben diese Materie. Aus dem Französischen und Englischen übersetzt. Leipzig, 1779. 2 ungez. Blatt, 57 Seiten. 3 Tab. Geb. Vorsatzblatt beschriftet. Leicht stockfleckig. **DM 75,–**

122 **E. Ingerslev**
Die Geburtszange. 61 Holzschnitte. Stuttgart, 1891. VI, 146 Seiten. Geb. **DM 28,–**

123 **Th. J. Iwersen**
Enchiridion der Geburtskunde. Mit Einschluss der pathischen Vorgänge im Wochenbette und der Säuglingsperiode. 2 Tafeln Abb. Berlin, 1845. VIII, 215 Seiten. Geb. Stockfleckig. **DM 120,–**

124 **L. Jacobson**
Beskrivelse af et nyt Underbindings-Instrument. 2 Tabellen. Kopenhagen, 1823. 23 Seiten. Geb. **DM 60,–**

125 **J. Jacquemier**
Manuel des Accouchements et des Malaoties des Femmes Grosses et Accouchées contenant les Soins a donner aux nouveaux-Nés. Tome second. 63 figures. Paris, 1846. 848 Seiten. Geb. Vorsatzblatt beschriftet. Titelblatt gestempelt. Leicht stockfleckig. **DM 75,–**

126 **M. Jacubezky**
Ueber die Operation des Dammrisses. München, 1838. 24 Seiten. Inaugural Abhandlung. Geb. **DM 42,–**

127 **W. Jakesch**
Gesammelte Monographien. Prag, 1891. 34 Seiten. Br. Mit Widmung des Verfassers an Professor Fehling. **DM 15,–**

128 **R.T. v. Jaschke**
Geburtshilfe. 11. Aufl. 39 Abb. Leipzig, 1930. XII, 290 Seiten. Geb. Tb. beschr. Zahlreiche Anstreichungen und hs. Randnotizen im Text. Oberer Rand d. Tb. fehlt = Ärztliche Bücherei für Fortbildung und Praxis, Bd. 1 **DM 5,–**

129 –,– dass. 4. Aufl. 573 Abb. Berlin, 1935. IX, 770 Seiten. Geb. gestempelt. **DM 25,–**

130 –,– dass. 5. Aufl. 614 Abb. Berlin/Göttingen/Heidelberg, 1950. X, 794 Seiten. Geb. **DM 25,–**

131 **R.T. v. Jaschke**
Leitfaden der Geburtshilfe. 67 Abb. 34. – 38. Aufl. Berlin, Göttingen, Heidelberg, 1950. IX, 249 Seiten. Ln. **DM 5,–**

132 **R.Th. von Jaschke/O. Pankow**
Lehrbuch der Geburtshilfe. Neunte Auflage des Rungeschen Lehrbuchs. 476 Abb. Berlin, 1920. XI, 737 Seiten. Geb. Vorsatzblatt beschriftet. Einige Seiten lose. **DM 15,–**

133 –,– 2./3. Aufl. 501 Abb. Berlin, 1923. XII, 789 Seiten. Geb. Rücken beschädigt, mit Unterstreichungen. Zugleich 10./11. Aufl. des Rungeschen Lehrbuchs. **DM 25,–**

134 **J.C.G. Jörg**
Handbuch der speciellen Therapie für Aerzte am Geburtsbette. Leipzig, 1835. XVI, 478 Seiten. Geb. **DM 280,–**

135 **J.C.G. Jörg**
Kann die Geburtshilfe auch in einer Poliklinik gründlich erlernt werden? Leipzig, 1853. 52 Seiten. Br. **DM 80,–**

136 **J.C.G. Jörg**
Lehrbuch der Hebammenkunst. Mit neun Kupfertafeln. Leipzig, 1814. XIV (verheftet. S. XI falsch paginiert), 306 Seiten. Geb. Einband mit leichten Altersschäden. **DM 380,–**

137 **J.C.G. Jörg**
Über das physiologische und pathologische Leben des Weibes. 2 Theile. Zweite, ganz umgearbeitete Auflage. Leipzig, 1820 – 1821. Hldr. mit Exlibris.
Theil 1: Handbuch der Geburtshülfe für Ärzte und Geburtshelfer. Mit einer Kupfertafel. XII, 521 Seiten.
Theil 2: Handbuch der Krankheiten des Weibes. Mit einer Kupfertafel. XVI, 912 Seiten. **DM 650,–**

138 –,– dass. Theil 1: 2. Auflage. Leipzig, 1820. XII, 521 Seiten. **DM 280,–**

139 –,– dass. Theil 1: 3., umgearbeitete und vermehrte Auflage. Leipzig, 1833. XVI, 548 Seiten. Geb. Falttafel etwas eingerissen. **DM 180,–**

140 **J.C.G. Jörg**
Die Zurechnungsfähigkeit der Schwangeren und Gebärenden. Leipzig, 1837. XII, 419 Seiten. Geb. **DM 100,–**

141 **J.W. Josephi**
Ueber die Haltung und Lage der Gebärenden ... Rostock, 1842. 74 Seiten. Br. Ohne Umschlag. **DM 60,–**

142 **D. Joulin**
Des Cas de Dystocie appartenant au Foetus. Paris, 1863. 127 Seiten. Br. N. a. Vb. **DM 60,–**

143 **D. Joulin**
Traité complet d'Accouchements. 148 Abb. Paris, 1867. VIII, VII–XII, 1240 Seiten. Geb. Stockfleckig. **DM 180,–**

144 **J.H. Jüngken**
Wohlunterrichtender sorgfältiger Medicus, Welcher Nach denen Grund-Reguln/ so aus der heutigen Praxi Medica hergenommen, alle so wol schwangeren Weiber und Kind-Betterinnen als auch kleiner Kinder Kranckheiten/ und deren Zufälle/ getreulich abhandelt; Mit beygefügten sichern Medicamenten, und Unterricht/ wie solche zu gebrauchen. Samt einem zulänglichen Register. Nürnberg, bey J.F. Rüdigern, Herborn, 1729, 375 Seiten, 7 Seiten Register. Ldr. Rücken mit Goldprägung. Etwas abgestoßen. N. a. Tb. **DM 650,–**

145 **A.J. Jüngmann**
Lehrbuch der Geburtshülfe für Hebammen. Prag, 1824. 298 Seiten, 2 Bl. Inhaltsverzeichnis. Geb. N. a. Tb. Leicht stockfleckig. **DM 120,–**

146 **Der Kaiserschnitt** und seine Stellung zur künstlichen Frühgeburt, Wendung und Perfaration bei engem Becken. Hrsg. v. G. Leopold. Stuttgart, 1888. IV, 175 Seiten. Br. **DM 48,–**

147 **R. Kaltenbach**
Lehrbuch der Geburtshilfe. 102 Abb., 2 Tafeln. Stuttgart, 1893. XX, 524 Seiten. Br. **DM 58,–**

148 **V. Karl**
Eine neue Geburts-Zange, erfunden und der Prüfung der Sachverständigen vorgelegt. Frankfurt am Mayn, 1811. 4 Bl., 24 Seiten 4°. (2 Kupfertafeln im Anhang). Geb. Tb. beschriftet. N. a. Tb. Tb.-Rückseite gest. **DM 350,–**

149 **J.H. Kaufmann**
Die Mutterscheide und ihr pathologisches Verhalten während der Schwangerschaft, der Geburt und des Wochenbettes. Würzburg, 1833. 64 Seiten. Geb. Inaugural Abhandlung. **DM 46,–**

150 **W. Kaupe/H. Küster**
Mutter und Kind. 10 Abb. Bonn, 1922. VI, 157 Seiten. Br. **DM 10,–**

151 **F.A. Kehrer**
Beiträge zur vergleichenden und experimentellen Geburtskunde. Bd. 1, Heft 1 – 6.
1. Heft: Ueber die Zusammenziehungen des weiblichen Genitalcanals. 2 Tafeln. Giessen, 1864. IV, 52 Seiten.
2. Heft: Vergleichende Physiologie der Geburt des Menschen und der Säugethiere. 3 Tafeln. Giessen, 1867. VIII, 171 Seiten.
3. Heft: 2 Tafeln. Giessen, 1869. 49 Seiten. S. 7 beschriftet.
4. Heft:
I. Versuche über Entzündung und Fieber erregende Wirkungen der Lochien.
II. Untersuchungen über den physiologischen Milchfluss der Stillenden. Giessen, 1875. 62 Seiten.
5. Heft: Versuche zur Erzeugung difformer Becken. Fig. Giessen, 1875. 68 Seiten.
6. Heft: Ueber die Bedingungen des respiratorischen Lufteintritts in den Darmkanal. Fig. Giessen, 1877. 22 Seiten.
Geb. gestempelt und beschriftet, stockfleckig. **DM 90,–**

152 **F.A. Kehrer**
Beiträge zur klinischen und experimentellen Geburtskunde und Gynäkologie. 2. Band, 2. Heft. 1 Tafel. Giessen, 1884. S. 165 – 259. Br. **DM 15,–**

153 **F.A. Kehrer**
Beiträge zur klinischen und experimentellen Geburtskunde und Gynäkologie. 2. Band, 3. Heft. 2 Tafeln. Giessen, 1887. S. 260 – 369. Geb. gestempelt.
DM 15,–

154 **F.A. Kehrer**
Die erste Kindernahrung. Leipzig, 1874. Seite 509 – 532 Br. Umschlag beschädigt = Sammlung Klinischer Vorträge, hrsg. von R. Volkmann. No. 70, 10. Heft der 3. Serie. **DM 12,–**

155 **F.A. Kehrer**
Lehrbuch der Geburtshilfe für Hebammen. Abb. Giessen, 1881. IV, 297 Seiten. Geb. **DM 58,–**

156 **F.A. Kehrer**
Lehrbuch der operativen Geburtshilfe. 38 Abb. Stuttgart, 1891. VII, 352 Seiten. Hldr. **DM 68,–**

157 **E. Kehrer**
Der unvermutet schnelle Tod in Schwangerschaft, Geburt und Wochenbett. Stuttgart, 1934. IV, 52 Seiten. Br. Beilageheft zur Zeitschrift für Geburtshilfe und Gynäkologie, Bd. 108. **DM 6,–**

158 **Keller-Hoerschelmann**
Ausgewählte Kapitel. (Frauenleiden, Schwangerschaft, Wochenbettpflege, Kinder- und Selbsterziehung u.a.) 35 Abb. Olten, o.J. 87 Seiten. Br.
DM 5,–

159 **Kentisch**
Briefe an den Bürger Baudelocque über einige Stellen seiner Entbindungskunst. Aus dem Französischen mit einem eigenen Anhange von F.H. Martens. Leipzig, 1801. 2 ungez. Blatt, 272 Seiten. Br. Leicht stockfleckig. **DM 75,–**

160 **F. Kermauner**
Beiträge zur Anatomie der Tubenschwangerschaft. 44 Abb. Berlin, 1904. 137 Seiten. Br. **DM 12,–**

161 **J.M.C. Kiderlin**
Über Spätgeburt. Nürnberg, 1838. 64 Seiten. Geb. Inaugural-Abhandlung.
DM 72,–

162 **W. Kieser**
Das Steinkind von Leinzell. Mit zwei Abbildungen. Stuttgart, 1854. 48 Seiten. Geb. Name (Fehling) a. Tb. Tb. gest. Leicht stockfleckig. Inaugural-Abhandlung. **DM 50,–**

163 **H.F. Kilian**
Armamentarium Lucinae novum oder Umfassende Sammlung von Abbildungen der in der Geburtshülfe gebräuchlichen älteren und neueren Instrumente. Nebst Erläuterung und Angabe der Autoren. Sieben und vierzig Tafeln enthaltend 355 Abbildungen. Bonn, 1856. 4 Bl. 47 Bl. m. Tafeln. Vb. u. Tb. gest., leicht stockfleckig, Oppbd. Ecken ausgebessert. **DM 780,–**

164 **H.F. Kilian**
Die Fäulniß als ein Erleichterungsmittel bei geburtshülflichen Operationen. Köln, 1848. 16 Seiten. Br. Ohne Umschl. Tb. eingerissen. Stockfleckig. **DM 68,–**

165 **H.F. Kilian**
Die Geburt des Kindskopfes in derjenigen Scheitelstellung, welche man Hinterhauptslage zu nennen pflegt. Bonn, 1830. VIII, 143 Seiten. Br. Leicht stockfleckig. **DM 220,–**

166 **H.F. Kilian**
Über geburtshülfliches Studium. Bonn, 1846. 75 Seiten. Br. Leicht stockfleckig. **DM 68,–**

167 **H.F. Kilian**
Die operative Geburtshülfe. 2. verm. u. umgearb. Aufl. Geb. Leicht stockfleckig.
Band 1: Bonn, 1849. VI, 422 Seiten. Br.
Band 2: Bonn, 1849. VIII, Seite 423 – 860. **DM 480,–**

168 **L. Kleinwächter**,
Die künstliche Unterbrechung der Schwangerschaft. Wien, 1879. 47 Seiten. Br. N. a. 1. Umschl.-Seite. Einband mit Altersspuren. **DM 28,–**

169 **L. Kleinwächter**
Uterusverlagerungen. Operative Uterusfixationen und die aus letzteren resultirenden Geburtsstörungen. 10 Holzschnitte. Separat-Abdruck aus der "Wiener Klinik", 1899. 2. u. 3. Heft. Berlin, Wien, 1899. 80 Seiten. Br. **DM 24,–**

170 **Klinische Mittheilungen aus der ersten geburtshilflich-gynäkologischen Universitäts-Klinik in Budapest** über die Jahre 1874 – 82, mit kurzer Übersicht über die Jahre 1869 – 74. Hrsg. v. T. v. Kézmárszky. Stuttgart, 1884. VIII, 239 Seiten. Br. **DM 39,–**

171 **L. Knapp**
Wochenbettstatistik. 40 Tabellen. Berlin, 1898. 77 Seiten. Br. Hs. Widm. d. Verf. f. Prof. Fehling a. 1. Umschl.-Seite. **DM 18,–**

172 **A. Kramer**
Grundriss der Geburtshülfe. 36 Holzschnitte. Stuttgart, 1892. XIV, 209 Seiten. Br. **DM 18,–**

173 **A. Krause**
Die künstliche Frühgeburt monographisch dargestellt. 2 Tafeln. Breslau, 1855. IV, 368 Seiten. Geb. Vorsatzblatt gestempelt. Leicht stockfleckig. **DM 90,–**

174 **B. Krönig**
Die Anwendung der neueren Theorien der Lösungen in der Geburtshilfe und Gynaekologie. Leipzig, 1903. 19 Seiten. Br. gestempelt. **DM 10,–**

175 **B. Krönig**
Geburtshilflicher Phantomkurs ... 3. Aufl. von O. Pankow. 8 Abb. Berlin, 1930. 94 Seiten. Ln. N. a. Tb. Tb. gest. **DM 6,–**

176 **B. Krönig**
Die Therapie beim engen Becken. Leipzig, 1901. 213 Seiten. Geb. **DM 20,–**

177 **W.L. Küneke**
Die vier Factoren der Geburt. Grundzüge einer Physik der Geburt. Berlin, 1869. XVI, 340 Seiten. Geb. Leicht stockfleckig. **DM 190,–**

178 **Künstliche Fehlgeburt und künstliche Unfruchtbarkeit, ihre Indikationen, Technik und Rechtslage.** Hrsg. von Placzek. Leipzig, 1918. XI, 460 Seiten. Geb. S. 255 ausgebessert. Mit Ex-Libris. **DM 48,–**

179 **H. Küstner**
Geburtshilfe und Frauenheilkunde. 4. umgearb. Aufl. Leipzig, 1946. 166 Seiten. Br. Einband leicht beschädigt. **DM 5,–**

180 –,– dass. 5. Auflage. Leipzig, 1949. VI, 167 Seiten. Br. **DM 5,–**

181 **O. Küstner**
Kaiserschnitt, Rückblicke und Ausblicke. Sonderabdruck aus "Zeitschrift für Geburtshülfe und Gynäkologie". Stuttgart, 1909. 77 Seiten. Br. **DM 10,–**

182 **L. Kugelmann**
Wie ist die Sterblichkeit bei Scharlach, Masern und im Wochenbette auf ein Minimum zu reduciren. Hannover, 1876. 48 Seiten. Br. **DM 38,–**

183 **A. Kussmaul**
Von dem Mangel, der Verkümmerung und Verdopplung der Gebärmutter, von der Nachempfängniss, und der Überwanderung des Eies. Mit 58 Holzschnitten. Würzburg, 1859. VIII, 384 Seiten. Geb. N. a. 2. Vb. Vb. fleckig. **DM 380,–**

184 **H. Kyank**
Oxydationslage und Eiweiss-Stoffwechsel bei Schwangerschaftstoxikosen. Mit 42 Abb. Leipzig, 1953. 102 Seiten. Br. **DM 10,–**

185 **H. Lahs**
Die Theorie der Geburt. Mit 97 Holzschnitten. Bonn, 1877. VII, 351 Seiten. Geb. Vb. gest. **DM 42,–**

186 **W. Lange**
Lehrbuch der Geburtshülfe. Mit Berücksichtigung der gerichtsärztlichen Seite des Faches bearbeitet ... Mit 43 Holzschnitten. Erlangen, 1868. XV, 904 Seiten. Br. Leicht stockfleckig. **DM 83,–**

187 **J. Lazarewitch**
Induction of premature labour by injection to the fundus of the uterus. Read October 2nd, 1867. (From Volume IX of the 'Transactions of the Obstetrical Society of London') London, 1868. 41 Seiten Br. **DM 18,–**

188 **J. Leake**
Praktische Bemerkungen über verschiedene Krankheiten der Kindbetterinnen und Schwangern, nebst der Beschreibung einer neuen Zange zur Geburtshülfe. Aus dem Englischen übersetzt. Leipzig, 1775. 268 Seiten. 1 Falttafel im Anhang. Geb. N. a. Vb. **DM 220,–**

189 **Lehrbuch der Geburtshilfe.** Hrsg. von W. Stoeckel. 3. Aufl. 614 Abb. Jena, 1930. XIV, 1055 Seiten. Geb. **DM 20,–**

190 –,– dass. 12. verbesserte Aufl. 631 Abb. Jena, 1956. XVI, 1040 Seiten. Geb. **DM 35,–**

191 **Lehrbuch der Geburtskunde für die Hebammen in den Königl. Preußischen Staaten.** Mit 32 Tafeln Abbildungen. Berlin, 1840. XVI, 500 Seiten. Hldr. **DM 380,–**

192 **P.J. Leiblin**
Ausführlicher Unterricht für die Hebammen in den Königlich Preußisch-Ansbachischen Landen. Vierte Auflage. Ansbach, 1804. VIII, 196 Seiten. Hln. Hs. Anmerkungen a. eingeklebten Bll. N. a. 2. Umschl.-Seite. **DM 240,–**

193 **G. Leopold**
Vorschriften der Reinigung (Desinfektions-Ordnung) für die Aerzte, externen Hilfsärzte, Hebammen und Hebammenschülerinnen der Königl. Frauenklinik in Dresden. Dresden, 1889. 9 Seiten. Br. Umschl.-Rückseite fehlt. **DM 15,–**

194 **Le Rebours**
Avis aux Mères qui veulent nourbir (nourrir) leurs enfans. Troisième édition, revue, & considérablement augmentée. Par Madame L.R. Paris, 1783. XXXIV, 243 Seiten. 3 Bl. Br. Vb. gest. Leicht stockfleckig. **DM 95,–**

195 **Leroux**
Beobachtungen über die Blutflüsse der Wöchnerinnen und über die Mittel, sie zu stillen. Aus dem Französischen. Königsberg, 1784. XXXII, 328 Seiten. Geb. Leicht stockfleckig. **DM 180,–**

196 **L.-Ch.-P. Leroux**
Observations sur les Pertes de Sang des Femmes en Couches et sur le Moyen de les Guérir. Dijon, 1776. VIII, 7 Bl. 335 Seiten. Geb. Besitzervermerk a. 2. Umschl.-Seite. **DM 420,–**

197 **Levret**
Wahrnehmungen von den Ursachen und Zufällen vieler schweren Geburten. Mit Anmerkungen über die bishero vorgeschlagenen und angewandten Mittel dieselben zu enden; nebst einigen neuen Mitteln, dazu viel leichter zu gelangen. Aus dem Französischen übersetzt, und mit neuen Handgriffen und Werkzeugen vermehret von D.J.J. Walbaum. Band 1 5 Tafeln. Lübeck/Altona, 1758. 20 ungez. Blatt. 542 Seiten. Geb. N. a. Tb. Leicht stockfleckig. **DM 180,–**

198 **Levy**
Perniciöses Erbrechen mit und ohne Schwangerschaft. Berlin/Neuwied, 1888. 36 Seiten. Br. **DM 20,–**

199 **L. Lewin**
Die Fruchtabtreibung durch Gifte und andere Mittel. 2. umgearb. u. verm. Aufl. Berlin, 1904. VIII, 375 Seiten. Br. N. a. 1. Umschl.-Seite. Vb. + Tb. n. a. S. 1 **DM 100,–**

200 –,– dass. 3. neugestaltete u. verm. Aufl. Berlin, 1922. VIII, 450 Seiten. Geb. **DM 160,–**

201 **W. Liepmann**
Das Geburtshilfliche Seminar. Berlin, 1910. XXIV, 331 Seiten. Geb. Vb.gest. **DM 78,–**

202 **G. Liepmann/G. Danelius**
Geburtshelfer und Röntgenbild. 160 Abb. Berlin u. Wien, 1932. VIII, 271 Seiten. Ln. **DM 38,–**

203 **C.C.T. Litzmann**
Die Formen des Beckens, insbesondere des engen weiblichen Beckens, nach eigenen Beobachtungen und Untersuchungen, nebst einem Anhange über die Osteomalacie. Mit 6 lithographirten Tafeln. Berlin, 1861. VI, 153 Seiten. Tafeln mit hs. Vermerken. Einband fleckig. 1. Umschl.-Seite gest. N.a.Vb. (Dr. Fehling) **DM 86,–**

204 **J.F. Lobstein**
Ueber die Ernährung des Fötus. Aus dem Französischen übersetzt von T.F.A. Kestner. Mit einer Kupfertafel. Halle, 1804. XVIII, 3 Bl. 214 Seiten. Geb. Leicht stockfleckig. **DM 130,–**

205 **H. Löhlein**
Zur Erinnerung an Carl Schröder. Rede. Stuttgart, 1887. 23 Seiten. Br. 1. Umschl.-Seite gest. **DM 36,–**

206 **H. Löhlein**
Der gegenwärtige Stand und die Ziele der Gynäkologie und des gynäkologischen Unterrichts. Academische Antrittsrede. Wiesbaden, 1889. 16 Seiten. Br. **DM 42,–**

207 **H. Löhlein**
Über das Verhalten des Herzens bei Schwangern und Wöchnerinnen. Stuttgart, 1876. 35 Seiten. Tab. im Anhang. Br. N. a. 1. Umschl.-Seite. **DM 28,–**

208 **P.E. Löwenhardt**
Aphorismen zur geburtshilflichen Chirurgie. Berlin, 1871. VII, 105 Seiten. Br. **DM 15,–**

209 **P. v. Maack**
Die geburtshülfliche Operationslehre. Tabellarisch dargestellt. Kiel, 1839. 31 Seiten. Br. Leicht stockfleckig. **DM 70,–**

210 **Manuel Suisse d'Accouchements a l'usage des Sages-Femmes.** Hrsg. von Rossier/Labhardt/Guggisberg/Jung. 148 Abb. Lausanne, 1919. VII, 546 Seiten. Geb. **DM 58,–**

211 **Marchant**
Du Levier dans les Accouchements. De la Version Céphalique faite à l'aide du Levier. Paris, 1870. 112 Seiten. Br. **DM 52,–**

212 **F.H. Martens**
Versuch eines vollständigen System's der theoretischen und practischen Geburtshülfe. 1 Kupfertafel. Leipzig, 1802. XXIV, 512 Seiten. Geb. Leicht stockfleckig. Mit Einklebungen. **DM 240,–**

213 **A. Martin**
Die an derselben Person wiederholte Laparotomie. Stuttgart, 1888. IV, 43 Seiten. Br. = Sonderabdruck aus "Zeitschrift für Geburtshülfe und Gynäkologie", XV. Band, 1. Heft. **DM 25,–**

214 **A. Martin**
Leitfaden der operativen Geburtshülfe. Berlin, 1877. VIII, 346 Seiten. Geb. Leicht stockfleckig. **DM 78,–**

215 **A. Martin**
Das Verhalten des Cervix Uteri während der letzten Schwangerschaftsmonate. Mit zwei lithographirten Tafeln. Stuttgart, 1877. 79 Seiten. Br. **DM 36,–**

216 **A. Martin/J. Veit**
Geschichte der Gesellschaft für Geburtshülfe und Gynäkologie zu Berlin 1844 – 1894. Nebst Sachregister (1869 bis Jan. 1894) und Adressenregister (1844 – 1894) über die Verhandlungen der Gesellschaft von R. Schaeffer. Stuttgart, 1894. 160 Seiten. Geb. Vorsatzblatt beschriftet. **DM 48,–**

217 **E. Martin**
Lehrbuch der Geburtshülfe für Hebammen. Umgearbeitet und in 4. Auflage hrsg. von A. Martin. 26 Holzschnitte. Stuttgart, 1880. XIV, 293 Seiten. Br. **DM 32,–**

218 **E. Martin**
Ueber die Transfusion bei Blutungen Neuentbundener. Mit einer lithographirten Tafel. Berlin, 1859. IX, 93 Seiten. Br. **DM 40,–**

219 **H. Martius**
Die geburtshilflichen Operationen. 4. Auflage. 281 Abb. Leipzig, 1943. XV, 286 Seiten. Geb. Vorsatzblatt gestempelt. **DM 8,–**

220 –,– dass. 5. Auflage. 281 Abb. Wiesbaden, 1946. XI, 286 Seiten. Geb. Titelblatt überklebt. **DM 8,–**

221 –,– dass. Unveränderter Neudruck der verbesserten 5. und 6. Aufl. 281 Abb. Leipzig, 1949. XI, 287 Seiten. Geb. Mit Notizen. **DM 14,–**

222 **H. Martius**
Lehrbuch der Geburtshilfe. Unter Mitarbeit von H. Hartl. Mit Beiträgen von G. Martius und K. Droysen als Zeichnerin. 5., neubearbeitete Auflage. 772 Abb. Stuttgart, 1962. XXIII, 745 Seiten. Geb. Beschriftet. **DM 35,–**

223 **F. Mauriceau**
Observations sur la Grassesse et l'Accouchement des Femmes, et sur leurs Maladies & celles des Enfans nouveau-nez... Paris, 1695, 4 Bl., 406 Seiten, 5 Bl. Oldr. Rücken m. Golddruck. Sehr gut erhalten. **DM 1.600,–**

224 **F. Mauriceau**
Tractaet van de Siektens der Swangere Vrouwen, en die eerst Gebaert hebben. Uit het Frans vertaalt. Amsterdam, o.J., 8 Bl., 408 Seiten, 12 Bl. Pgt. 4°. Zahlreiche Kupfer. **DM 650,–**

225 **A. Mayer**
Grundzüge der operativen Geburtsleitung. 122 Abb. Stuttgart, 1942. XV, 211 Seiten. Geb. Mit Notizen und Unterstreichungen. **DM 18,–**

226 –,– 3. verbesserte Auflage. 127 Abb. Stuttgart, 1946. XVI, 255 Seiten. Br. **DM 24,–**

227 **J.-P. Maygrier**
Nouvelles dèmonstrations d'accouchemens. Bruxelles, 1825. XXI, 161 Seiten. Geb. Stockfleckig. Notizen auf dem Vorsatzblatt. **DM 680,–**

228 **Maygrier/Siebold**
Abbildungen aus dem Gesammtgebiete der theoretisch-praktischen Geburtshülfe, nebst beschreibender Erklärung derselben. Nach dem Französischen bearbeitet und mit Anmerkungen versehen von E.C.J. v. Siebold. Berlin, 1829. IV, 254 Seiten (Tb , Inhaltsverzeichnis, Vorwort falsch geheftet und paginiert) Geb. Einband mit Altersspuren. Vb. beschn. u. beschr. Leicht stockfleckig.
DM 850,–

229 **D.E. Meier**
Geburtshülfliche Beobachtungen und Ergebnisse gesammelt in der obstetrischen Klinik zu Halle, nebst Beschreibung der Niemeyerschen Kopfzange und eines Kephalopelykometer. Mit 2 Steintafeln. Bremen, 1838. XVI, 171 Seiten. Br. Leicht stockfleckig. **DM 140,–**

230 **P.D. Mercé**
Manœuvre simplifiée des Accouchements artificiels ou contre Nature que l'on termine à l'aide de la main et du forceps. Paris, 1848. 328 Seiten. Geb.
DM 140,–

231 **Mercurir, Sc.**
La Commare dell Scipione Mercurir. Kindermutter- oder Hebammen-Buch. ... Welches aus dem Italiaenischen Gottfried Welsch in die Hochteutsche Sprache versetzt hat. Editior Secunda, Auctior & Correctior. Wittenberg, 1671. 15 ungez. Blatt, 844 Seiten. 23 Tafeln. Geb. Vorsatz- und Titelblatt beschriftet.
DM 2.200,–

232 **S. Merriman**
Die regelwidrigen Geburten und ihre Behandlung. Aus dem Englischen nach der letzten bedeutend vermehrten Ausgabe des Originals übersetzt von H.F. Kilian. Mit fünf lithographirten Tafeln. Mannheim, 1826. XIV, 354 Seiten. Hldr.
DM 380,–

233 **E.C.A. Meyenberger**
Zeugung und Zeugungsregelung. Berlin, 1927. XIII, 168 Seiten. Ln. **DM 16,–**

234 **N. Meyer**
Geschichte einer durch den Kaiserschnitt glücklich beendigten Entbindung Mit Kupferabbildungen. Frankfurt am Mayn, 1821. 74 Seiten. Geb. N. a. Tb.
DM 65,–

235 **H. Meyer-Rüegg**
Die Geburtshilfe des Praktikers. 154 Abb. Stuttgart, 1910. XII, 292 Seiten. Hldr. **DM 44,–**

236 **G.A. Michaelis**
Das Enge Becken. Nach Eigenen Beobachtungen und Untersuchungen. Hrsg. v. C.C.T. Litzmann. Zweite Auflage. Leipzig, 1865. XII, 372 Seiten. Geb.
DM 60,–

237 **F. v. Mikulicz-Radecki**
Geburtshilfe des praktischen Arztes. 2. verbesserte Auflage. 217 Abb. Leipzig, 1943. XII, 529 Seiten. Geb. Mit Notizen und Unterstreichungen.
DM 18,–

238 –,– dass. 5. verbesserte und vermehrte Auflage. 252 Abb. Leipzig, 1954. XV, 703 Seiten. Geb. **DM 24,–**

239 **J.A. Millot**
Supplément a tous les Traités tant étrangers que Nationaux, Anciens et Modernes, sur l'Art des Accouchemens. 2. Aufl. Paris, 1809. Geb. gestempelt. Leicht stockfleckig.
Teil 1: Fig. 560 Seiten. Seite 559/560 leicht beschädigt.
Teil 2: 1 Tafel. 496 Seiten. **DM 380,–**

240 **A. Miquel**
Abhandlung von den Konvulsionen der Schwangern, Gebärenden und Wöchnerinnen. Aus dem Französischen. Herausgegeben von L. Cerutti. Leipzig, 1824. IV, 134 Seiten. Br. N. a. 1. Umschl.-Seite. **DM 74,–**

241 **Mitteilungen aus der geburtshilflich-gynäkologischen Klinik zu Tübingen.**
Hrsg. von J. von Säxinger. 1. Heft. 5 Tafeln. Tübingen, 1884. 153 Seiten. Geb. Mit Notizen. Vorsatzblatt beschriftet. **DM 15,–**

242 **W.F. Montgomery**
Die Lehre von den Zeichen, Erscheinungen und der Dauer der menschlichen Schwangerschaft, so wie von den Phänomenen einer überstandenen Geburt. Uebersetzt von F.J. Schwann. Einleitend beantwortet von H.F. Kilian. Bonn, 1839. XXVIII, 418 Seiten, 2 Tafeln im Anhang. Geb. Hldr. Einband geschabt. N. a. Vb. Leicht stockfleckig. **DM 380,–**

243 **L. Müller**
Placenta Praevia, die vorliegende Nachgeburt, ihre Entwicklung und Behandlung. Stuttgart, 1877. 4 Bl. 343 Seiten. Br. 1 Tabelle im Anhang. **DM 60,–**

244 **P. Müller**
Der moderne Kaiserschnitt, seine Berechtigung und seine Stellung unter den geburtshülflichen Operationen. Berlin, 1882. VI, 75 Seiten. Br. **DM 48,–**

245 **P. Müller**
Die Unfruchtbarkeit der Ehe. Mit Holzschnitten. Stuttgart, 1885. XV, 193 Seiten. Geb. Vb. gest. **DM 18,–**

246 **R. Müllerheim**
Die äussere Untersuchung der Gebärenden. Mit 21 Zeichnungen. Mit einer Tafel. Berlin, 1895. 36 Seiten. Br. **DM 14,–**

247 **W.J. Müllner**
Seltene und höchst merkwürdige Wahrnehmung von einer samt dem Kinde ausgefallenen Gebährmutter, nach einer neun monatlichen Schwangerschaft ... Nürnberg, 1771. 32 Seiten. Br. 8°. Vergilbt. **DM 80,–**

248 **Ch.L. Mursinna**
Abhandlung von den Krankheiten der Schwangern, Gebärenden, Wöchnerinnen und Säuglinge. 2 Theile in 1 Band. Zweite vermehrte und verbesserte Auflage. 1 Bild. Berlin, 1792. Geb. Leicht stockfleckig.
1. Theil: XIII, 278 Seiten.
2. Theil: 319 Seiten. **DM 520,–**

249 **H.F. Naegele**
Lehrbuch der Geburtshülfe. Sechste Auflage, ... bearbeitet und vermehrt von W.L. Grenser. 31 Holzschnitte. Mainz, 1867. XIX, 815 Seiten. Geb. Einband mit Altersspuren. Hs. Zahl a. Tb. Tb.-Rückseite gest. **DM 60,–**

250 **R. Nath**
Die neue Stellung der preußischen Hebeammen zum Staat und zur Geburtshülfe. Auf Grund der neueren Gesetzgebung und mit besonderer Berücksichtigung des neuen Preußischen Hebeammen-Lehrbuches ... Stuttgart, 1879. VIII, 96 Seiten. Br. **DM 48,–**

251 **H. Naujoks**
Die Geburtsverletzungen des Kindes, 49 Abb. Stuttgart, 1934. VII, 132 Seiten. Br. **DM 14,–**

252 **H. Nerlinger**
Über die Epilepsie und das Fortpflanzungsgeschäft des Weibes in ihren gegenseitigen Beziehungen. Heidelberg, 1889. VIII, 144 Seiten. Br. 1 Falttafel im Anhang. 1. Umschl.-Seite gest. **DM 24,–**

253 **M. Neu**
Die Diagnose der Schwangerschaft. München, 1924. 87 Seiten. 49 Abb. und Tafel I. Br. = Sonderausgabe aus "Döderlein, Handbuch der Geburtshilfe". Bd. I. 2. Aufl. **DM 14,–**

254 **M. Neubauer**
Über die Blutungen bei Placenta praevia. Berlin, 1902. 67 Seiten. Br. **DM 8,–**

255 **H. Nevinny**
Über die geburtstraumatischen Schädidungen des Zentralnervensystems. 8 Abb. und 12 Tabellen. Stuttgart, 1936. 87 Seiten. Br. **DM 10,–**

256 **F.C. Nicolay**
Unterricht für Hebammen. Düsseldorf, 1809. 7 ungez. Blatt. 187 Seiten. Geb. Stockfleckig. Mit Einklebungen. **DM 96,–**

257 **W. Nissen**
Bemerkungen über den Mißbrauch der Instrumente in der Geburtshülfe. Hamburg, 1805. 71 Seiten. Geb. 8°. **DM 78,–**

258 **R. Olshausen**
Beiträge zur Lehre vom Mechanismus der Geburt. Mit 5 Abb. Stuttgart, 1901. 55 Seiten. Br. N. a. 1. Umschl.-Seite gest. **DM 33,–**

259 **R. Olshausen/J. Veit**
Lehrbuch der Geburtshülfe. Als Grundlage des Lehrbuches von K. Schroeder und zugleich als dreizehnte Auflage desselben. 169 Abb. Bonn, 1899. XII, 991 Seiten. Hldr. **DM 25,–**

260 **J. d'Outrepont**
Von der Selbstwendung und der Wendung auf den Kopf. Würzburg, 1817. 72 Seiten. Br. Altersspuren. Leicht stockfleckig. **DM 60,–**

261 **Pajot**
Des obstacles a la fécondation dans l'espèce humaine. Paris, 1886. 29 Seiten. Br. Tb. gest., Wasserränder. Leicht stockfleckig. **DM 10,–**

262 **G. Paladino**
Ulteriori Ricerche sulla distruzione e rinnovamento continuo del parenchima nel mammiferi. Nuove contribuzioni alla morfologia e fisiologia dell'ovaja. Con IX grandi tavole litografate. Napoli, 1887. VII, 223 Seiten. Br. Mit hs. Widm. d. Verf. a. 1. Umschl.-Seite. Einband verfärbt. **DM 48,–**

263 **W. Plath**
Lehrbuch der Geburtshülfe für Hebammen. Mit 22 Kupfertafeln. Hamburg, 1840. VIII, 286 Seiten. Hldr. Leicht stockfleckig. **DM 160,–**

264 **J.J. Plenk**
Anfangsgründe der Geburtshilfe. Dritte verbesserte Auflage. Wien, 1781. 8 Bl. 462 Seiten. 2 Falttafeln im Anhang. Hs. Bes.-Verm. a. Tb. Einband fleckig. Leicht wurmstichig. Geb. 2. Umschl.-Seite m. Aufkleber. Handschr. Anm. a. 2. Vb. betr. Exlibr. a. Tb. N. a. Tb. **DM 260,–**

265 –,– 4. Aufl. 2 Kupfertafeln. Wien, 1786. 4 ungez. Blatt, 491 Seiten. Geb. **DM 180,–**

266 **O. Polano**
Experimentelle Beiträge zur Biologie der Schwangerschaft. Habilitationsschrift. Würzburg, 1904. 68 Seiten. Br. Tb. gest. Einband etwas fleckig. **DM 18,–**

267 **O. Polano**
Geburtshilflich-gynäkologische Propädeutik. 96 Abb. 3. und 4. verm. u. verb. Aufl. Leipzig, 1922. XIII, 195 Seiten. Geb. Vb. gest. Umschl.-Rücken fehlt.
DM 5,–

268 **M. Potel**
De l'accroissement en poids des enfants. nés avant terme. Paris, 1895. 40 Seiten. Br. **DM 20,–**

269 **Preußisches Hebammen-Buch.** 2 Theile (in 1 Band). Zweite Ausgabe. Berlin, 1850. Geb. stockfleckig. Mit Notizen
1. Theil: Lehrbuch der Geburtskunde für die Hebammen in den Königl. Preußischen Staaten. 29 Abb. XVI, 400 Seiten.
2. Theil: Fragebuch der Geburtskunde für die Hebammen in den Königl. Preußischen Staaten. XXII, 170 Seiten.
DM 420,–

270 **W. Pröbsting**
Der deutsche Hélie. Ein Beitrag zur Lehre von der Brachiotomie als Erleichterungsmittel schwerer Geburten. Hamm, 1847. X, 131 Seiten. Br. N. a. 1. Umschl.-Seite, leicht stockfleckig. **DM 65,–**

271 **W. Pschyrembel**
Praktische Geburtshilfe. Mit 241 Abb. Berlin, 1947. VIII, 407 Seiten. Br. Zahlreiche Anstreichungen im Text.
DM 5,–

272 **E. Puppel**
Der vorzeitige Blasensprung. 4 Abb. Stuttgart, 1947. 61 Seiten. Br.
DM 5,–

273 **H. Rasch**
Die bimanuelle Impression des vorangehenden Kopfes bei plattem Becken. Dissertation. Berlin, 1905. 31 Seiten. Br. 1./2. Umschl.-Seite fehlt.
DM 15,–

274 **L.F. Reinhardt**
Der Kaiserschnitt an Todten. Nebst einer Vorrede von L.S. Riecke. Tübingen, 1829. VIII, 116 Seiten. Br. **DM 48,–**

275 **S. Rembold**
Über die Verletzungen des Kopfes und der Glieder der Kinder durch den Geburtsakt selbst und durch Einwirkungen äusserer Gewalt auf den Unterleib der Mutter während der Schwangerschaft und deren gerichtsärztliche Bedeutung. Mit einer lithographirten Tafel. Stuttgart, 1881. 72 Seiten. Br.
DM 36,–

276 **W.T. v. Renz**
Über Krankheiten des Rückenmarks in der Schwangerschaft. Ein bei der Strassburger Naturforscher-Versammlung **nicht** gehaltener Vortrag. Wiesbaden, 1886. VIII, 25 Seiten. Br. Tb. gest. **DM 18,–**

277 **Die Rheinische Provinzial-Hebammen-Lehranstalt zu Elberfeld.** ... mit einem Rückblick auf die Entwicklung der Hebammen-Lehranstalten in der Rheinprovinz. Brauweiler, 1905. 26 Seiten und 27 Bl. mit Grundriss-Tafeln und Ansichten. Geb. **DM 40,–**

278 **Richter**
Geburtshilfliches Vademekum. 100 Fälle aus der Geburtshilfe für die Praxis bearbeitet nach den seminaristischen Übungen des Herrn Geh. Rat Professor Dr. Leopold. 3. neubearbeitete Auflage. 39 Abb. 1 Doppeltafel. Leipzig, 1922. XVIII, 396 Seiten. Geb. **DM 12,–**

279 **Richtlinien für Schwangerschaftsunterbrechung und Unfruchtbarmachung aus gesundheitlichen Gründen.** Hrsg. von der Reichsärztekammer. Bearb. von H. Stadler. 94 Abb. München, 1936. 180 Seiten. Geb. **DM 46,–**

280 **Richtlinien zur medizinischen Indikation der Schwangerschaftsunterbrechung.**
Hrsg. von C. Müller und D. Stucki. Mit einer Abb. Berlin-Göttingen-Heidelberg, 1964. 4 Bl. 224 Seiten. Ln.
(statt DM 32,–) Rem. **DM 22,–**

281 **J.B.L. Riecke**
Ueber die Einsackung und Einsperrung der Nachgeburt und eine häufig vorkommende Art des Abortus... Mit drei Steinzeichnungen. Stuttgart, o.J. 29 Seiten. Br. Leicht stockfleckig. **DM 36,–**

282 **L. v. Riecke**
Der geburtshülfliche Operationscursus.. Anleitung zu den Vorübungen am Phantome und zum Operiren am Gebärbette. Tübingen, 1846. XX, 144 Seiten. Geb. N. a. 2. Umschl.-Seite. Leicht stockfleckig. **DM 58,–**

283 **E. Rosshirt**
Die Anzeigen zu den geburtshülflichen Operationen. Erlangen, 1835. VI, 218 Seiten. Geb. **DM 56,–**

284 **E. Rosshirt**
Die geburtshülflichen Operationen. Mit einer Kupfertafel. Erlangen, 1842. X, 374 Seiten.(S. 374 falsch paginiert.) Geb. **DM 86,–**

285 **B. Rosinski**
Die Syphilis in der Schwangerschaft. 7 chromolithogr. Tafeln und 17 Abb. Stuttgart, 1902. VI, 207 Seiten. Br. **DM 48,–**

286 **W. Rühl**
Die Anatomie und Behandlung der Geburtsstörungen nach Antefixirung des Uterus. 15 Abb. Berlin, 1897. 82 Seiten. Br. Hs. Widm. d. Verf. a. 1. Umschl. Seite für Prof. Fehling. 1. Umschl.-Seite gest. **DM 36,–**

287 **M. Runge**
Lehrbuch der Geburtshülfe. Abb. 5. Auflage. Berlin, 1899. XIV, 584 Seiten. Geb. Unbedeutender Wasserschaden. Vorsatzblatt beschriftet. **DM 16,–**

288 **E. Runge**
Über die Verwendung der Röntgenstrahlen in der Geburtshilfe und Gynäkologie. 6 Abb. Berlin, Wien, 1912. S. 303 – 330. Br. = Beihefte zur Medizinischen Klinik. VIII Jg. 1912, Heft 12
DM 18,–

289 **M. Sänger**
Carl Siegmund Franz Credé. Rede zu der von der Gesellschaft für Geburtshülfe zu Leipzig am 16. April 1892 veranstalteten Trauerfeier gehalten. 1 Bildnis. Leipzig, 1892. 18 Seiten. Br.
DM 36,–

290 **L. Sallinger**
Ueber Hydramnios im Zusammenhang mit der Entstehung des Fruchtwassers. Zürich, 1875. 111 Seiten. 1 Tafel im Anhang. Br. Leicht stockfleckig.
DM 36,–

291 **F. Salvisberg**
Die Entbindungsanstalt in Bern. 4 litograph. Tafeln. Zürich, 1877. 20 Seiten. Br. Umschlag gestempelt und beschriftet. = Technische Mittheilungen Eisenbahnwesen, Ingenieur-Wissenschaft, Baukunde, Heft 8. **DM 48,–**

292 **O. Sarwey**
Die künstliche Frühgeburt bei Beckenenge. 7 Abb. 3 Tafeln. Berlin, 1896. IX, 177 Seiten. Geb. **DM 32,–**

293 **M. Saxtorph**
Auszug der Entbindungskunst zum Gebrauch für Hebammen. Mit Kupfern. Aus dem Dänischen übersetzt von J.C. Kerstens. Leipzig und Kopenhagen, 1792. XVI, 352 Seiten. 6 Tafeln im Anhang. Hldr. Einband mit leichten Altersspuren. N. a. Vb. Schwache Wasserränder. Leicht stockfleckig. **DM 480,–**

294 **M. Saxtorph**
Umriß der Entbindungswissenschaft für Wehmütter. Aus dem Dänischen zuerst übersetzt von K.F. Schröder. Darauf nach der neuesten Original-Ausgabe umgearbeitet, und jetzt wieder, nach einer neuen Durchsicht von dem Sohne des Verfassers S. Saxtorph herausgegeben von J.C. Tode. Kopenhagen und Leipzig, 1801. 6 Bl. 260 Seiten. Geb. 8°. N. a. Tb. **DM 340,–**

295 **F.W. v. Scanzoni**
Beiträge zur Geburtskunde und Gynäkologie. Herausgegeben von F.W. Scanzoni. Heft 1 – 7 in drei Bänden (kompl.). Div. Tafeln. Würzburg, 1853 – 1869. Hldr. Rücken mit Goldprägung. Tadellos erhalten. **DM 600,–**

296 **Schatz**
Die griechischen Götter und die menschlichen Missgeburten. 62 Abb. Wiesbaden, 1901. 59 Seiten. Geb. Vorsatzblatt und Titelblatt beschrieben. **DM 56,–**

297 **C.H. Schauenburg**
Zu der Lehre von den Verblutungen aus dem Nabel. Mit Rücksicht auf § 201 des Preussischen Strafgesetzbuches. Neuwied, Leipzig, 1870. 24 Seiten. Br. Fleckig. **DM 36,–**

298 **D. Scherenziss**
Untersuchungen über das foetale Blut im Momente der Geburt. Dorpat, 1888. 39 Seiten. Umschlag fehlt. N. a. Tb. Dissertation. **DM 15,–**

299 **J.A. Schilling**
Neues Verfahren des Gebärmutter- und Scheiden-Vorfalls vollständig zu heilen oder leicht und ganz sicher zurückzuhalten. Mit mehreren Holzschnitten. München, 1853. 28 Seiten. Br. **DM 68,–**

300 **Schlemmer**
Die Porro-Operation oder die neue Kaiserschnitt-Methode nach Porro und ihre moralischen Grenzen. 1 litogr. Tafel. Stuttgart, 1881. 30 Seiten. Br. **DM 8,–**

301 **H. Schlossmann**
Der Stoffaustausch zwischen Mutter und Frucht durch die Placenta. Mit 8 Abb. München, 1933. 73 Seiten. Br. **DM 15,–**

302 **C. Schmidlechner**
Ueber die Behandlung des Puerperalfiebers mit Sublimat. Budapest, 1911. 16 Seiten. Br. **DM 52,–**

303 **G.H. Schneider**
Soziale Geburtshilfe und Frauenheilkunde. Stuttgart, 1930. 88 Seiten. Br. **DM 8,–**

304 **Schrader**
Der doppelte Eihautriss. Leipzig, 1885. 10 Seiten. Br. Mit hs. Widm. d. Verf. a. 1. Umschl.-Seite. **DM 20,–**

305 **K. Schroeder**
Lehrbuch der Geburtshülfe. 12. Aufl. neu bearb. v. R. Olshausen und J. Veit. 162 Holzschnitte. Bonn, 1893. XI, 925 Seiten. Hldr. **DM 28,–**

306 **K. Schroeder**
Schwangerschaft. Geburt und Wochenbett. Klinische Untersuchungen und Beobachtungen. Bonn, 1867. VIII, 248 Seiten. Geb. Vb. gest. Einband leicht geschabt. Leicht stockfleckig. **DM 25,–**

307 **B.S. Schultze**
Anleitung zur Wendung auf den Fuss und zum Gebrauch der Geburtszange für die zur Ausführung der genannten Operationen ausdrücklich berechtigten Hebammen. Leipzig, 1885. VI, 22 Seiten. Br.
DM 25,–

308 **B.S. Schultze**
Lehrbuch der Hebammenkunst. 58 Holzschnitte. Leipzig, 1860. XVI, 274 Seiten. Geb. Leicht stockfleckig.
Mit Notizen **DM 96,–**

309 **B.S. Schultze**
Das Nabelbläschen ein constantes Gebilde in der Nachgeburt des ausgetragenen Kindes. 6 Steindrucktafeln. Leipzig, 1861. 18 Seiten. Br. Stockfleckig.
DM 20,–

310 **B.S. Schultze**
Der Scheintod Neugeborener. Sendschreiben an Herrn Dr. C. Ludwig. 1 Tafel. Jena, 1871. XII, 179 Seiten. Geb. gest. **DM 32,–**

311 **B.S. Schultze**
Untersuchungen über den Wechsel der Lage und Stellung des Kindes in den letzten Wochen der Schwangerschaft. Leipzig, 1868. 23 Seiten. Br. Leicht stockfleckig. **DM 32,–**

312 **G.K.F. Schultze**
Geburtshilfliche Röntgendiagnostik. Stuttgart, 1933. VII, 115 Seiten. Br. = Beilageheft zur "Zeitschrift für Geburtshilfe und Gynäkologie", Band 105.
DM 16,–

313 **C. Schwabe**
Monographie der inneren Hämorrhagien der Gebärmutter, während der Schwangerschaft, der Geburt und des Wochenbettes. Nach Baudelocque.Göttingen, 1833. 85 Seiten. Br. Leicht stockfleckig.
DM 36,–

314 **H. Schwalm**
Die Transfusion von konserviertem Blut in der Geburtshilfe und Gynäkologie. 21 Abb. Stuttgart, 1952. VIII, 132 Seiten. Br. **DM 16,–**

315 **H. Schwartz**
Die vorzeitigen Athembewegungen. Ein Beitrag zur Lehre von den Einwirkungen des Geburtsactes auf die Frucht. Leipzig, 1858. VIII (falsch paginiert), 309 Seiten. Br. Leicht stockfleckig. Einband etwas eingerissen. **DM 80,–**

316 **J.F. Schweighäuser**
Aufsätze über einige Physiologische und Praktische Gegenstände der Geburtshülfe. Nürnberg, 1817. VI, (Seite VI falsch paginiert) 307 Seiten. 5 ungez. Seiten. Geb. **DM 72,–**

317 **J.F. Schweighäuser**
Das Gebären nach der beobachteten Natur und die Geburtshülfe nach dem Ergebnisse der Erfahrung. 3 Abb. Straßburg/Leipzig, 1825. IV, 439 Seiten. Geb. N. a. Tb. beschriftet.
DM 90,–

318 **Schweizerisches Hebammenlehrbuch.**
Hrsg. von G. Rossier/A., Labhard/H. Guggisberg/P. Jung. Mit Abbildungen. Lausanne, 1920. VII, 528 Seiten. Geb.
DM 18,–

319 **H. Sellheim**
Die Beziehungen des Geburtskanales und des Geburtsobjektes zur Geburtsmechanik. 42 Abb. Leipzig, 1906. 125 Seiten. Geb. **DM 18,–**

320 **H. Sellheim**
Leitfaden für die geburtshülflich-gynaekologische Untersuchung. 2 Abb. Freiburg i.B./Leipzig, 1901. 32 Seiten. Br. Umschlag gestempelt. **DM 10,–**

321 **H. Sellheim**
Leitfaden für die geburtshülflich-gynäkologische Untersuchung. 11 Abb. 2. verbesserte Auflage. Freiburg i.B./Leipzig, 1903. 58 Seiten. Br. Umschlag gestempelt. **DM 10,–**

322 **Semmelweis' gesammelte Werke.** Hrsg. von T. von Györy 1 Porträt, 1 Abb. Jena, 1905. VI, 604 Seiten. Geb. Titelblatt gestempelt. **DM 250,–**

323 –,– dass. Neudruck. Wiesbaden, 1967. Geb. **DM 65,–**

324 **I.P. Semmelweis**
Ätiologie, Begriff und Prophylaxis des Kindbettfiebers (1861). Eingeleitet von P. Zweifel. Leipzig, 1912. Nachdruck 1968. 174 Seiten. Geb. = Klassiker der Medizin, Bd. 18 **DM 36,–**

325 **Seulen**
Ueber die Ursachen, Folgen und Wirkungen des Zurückbleibens der Nachgeburt. Frankfurt a.M., 1825. 64 Seiten. Geb. Leicht stockfleckig. N. a. Tb. = Sonderabdruck aus A.E. von Siebold's Journal für Geburtshülfe etc.
DM 48,–

326 **P. Sfameni**
Die Placenta marginata und ihre Entstehung. 11 Abb. Berlin, 1908. 70 Seiten. Br. = Beilageheft zur Monatsschrift für Geburtshülfe und Gynäkologie, Bd. XXVIII. **DM 10,–**

327 **E.C.J. von Siebold**
Abbildungen aus dem Gesamtgebiete der theoretisch-praktischen Geburtshülfe. Mit theilweiser Beibehaltung der Abbildungen des Maygrier. 2. umgearbeitete und vermehrte Aufl. Berlin, 1835. IV, 393 Seiten und Atlas. 136 Tafeln. Geb. Leicht stockfleckig. Vorsatzblatt beschriftet. **DM 580,–**

328 **A.E. v. Siebold**
Lehrbuch der Geburtshülfe zum Unterricht für Hebammen. Fünfte durchgesehene und vermehrte Auflage. Nach dem Tode des Verfassers besorgt von E.K.J. v. Siebold. Mit einer Kupfertafel. Würzburg, 1831. XXVIII, 435 Seiten. Geb. Leicht stockfleckig. **DM 280,–**

329 **A.E. v. Siebold**
Lehrbuch der Hebammenkunst als Leitfaden zum Unterrichte für Hebammen und zur Belehrung für Mütter. Würzburg, 1808. XXVI, 520 Seiten. Br. Leicht stockfleckig. Titelblatt und 2. Umschlagseite beschriftet. **DM 320,–**

330 **A.E.v. Siebold**
Über praktischen Unterricht in der Entbindungskunst nebst einer systematischen Übersicht seiner praktischen Uebungen am Phantom. Nürnberg, 1803. X, 196 Seiten. Br. N. a. Tb. Einband mit leichten Altersspuren. Schwache Wasserränder. **DM 250,–**

331 **M. Siebold**
Ueber die Bestimmung der Zeitdauer der Schwangerschaft nach der äussern Untersuchung sowie über den Einfluss der Ausdehnung des Uterus auf den Gang der Involution. 3 Tab. Bern, 1874. 14 Seiten. Br. Dissertation. Mit Widmung der Verfasserin. **DM 15,–**

332 **P.W. Siegel**
Gewollte und ungewollte Schwankungen der weiblichen Fruchtbarkeit. Bedeutung des Kohabitationstermines für die Häufigkeit der Knabengeburten. Mit 33 Kurven. Berlin, 1917. X, 197 Seiten. Br. **DM 24,–**

333 **W.J. Sinclair**
The Midwives Act, 1902, and The Teaching of Midwifery to Students of Medicine. An Address at the beginning of the Course of Obstetrics, at Owens College, April 23, 1903. London & Manchester, o.J. 39 Seiten. Br. Hs. Widm. d. Verf. f. Prof. Fehling a. 1. Umschl.-Seite. **DM 25,–**

334 **S. Sinogowitz**
Das Kindbettfieber physiologisch und therapeutisch erläutert. Berlin, 1845. IV, 204 Seiten. Geb. **DM 80,–**

335 **D.J.Ch. Sommer**
Die Axe des weiblichen Beckens. 1 Kupfer. Braunschweig, 1791. 31 Seiten. Br. Stockfleckig. N. a. Tb. **DM 60,–**

336 **J.C. Sommer**
Geschichte einer Zwillings-Kaysergeburt. Leipzig, 1788. 62 Seiten. Br. N. a. Tb. Leicht stockfleckig. **DM 45,–**

337 **T. v. Speyr**
Die Geminität in ihren erblichen Beziehungen. 11 Diagramme in Lithographie. Basel, Leipzig, 1894. Seite 847 – 867. Br. = Mittheilungen aus Kliniken und medicinischen Instituten der Schweiz. I. Reihe, Heft 11. **DM 16,–**

338 **O. Spiegelberg**
Lehrbuch der Geburtshülfe für Aerzte und Studirende. 2 Theile. Lahr, 1878. Geb.
1. Hälfte: 144 Holzschn. X, 404 Seiten.
2. Hälfte: 68 Abb., S. 405 – 874. Vorsatzblatt beschriftet. **DM 260,–**

339 **H. Spönli**
Die Fruchtlagen und ihre Verwandlungen. Zürich, 1855. VII, 56 Seiten. Geb. Leicht stockfleckig. **DM 38,–**

340 –,– dass. Br. **DM 38,–**

341 **R. Steidele**
Abhandlung von der Geburtshülfe. (4 Teile in drei Bänden). OPpbd. Rücken m. Goldprägung. 8°. Leicht stockfleckig Diverse Kupfertafeln.
1. Band: Erster Theil, Verhaltungsregeln für Schwangere, Gebärende, Kindbetterinnen. Wien, 1813. 16 Bl., 174 Seiten. Tb. beschädigt. Hs. Besitzer-Vermerk a. 2. Umschl.-Seite.
2. Band: Zweyter Theil, Behandlung der natürlichen Geburten, und ihrer Verschiedenheit. Wien, 1812. 158 Seiten. Dritter Theil, Behandlung widernatürlicher und gefährlicher Geburten, und von den übeln Folgen im Kindbette. Wien, 1812. 210 Seiten. Hs. Vermerk a. Vb. Rücken etwas beschädigt.
3. Band: Vierter Theil, Von dem Gebrauche der Instrumente. Wien, 1814. XIV, 210 Seiten. Hs. Vermerk a. 3. Umschl.-Seite. **DM 750,–**

342 **R.J. Steidele**
Lehrbuch von der Hebammenkunst. 26 Tafeln. Wien, 1775. 16 ungez. Blatt, 482 Seiten. Geb. 2. Umschlagseite beschriftet. Vorsatzblatt fehlt. **DM 580,–**

343 **R.J. Steidele**
Lehrbuch von der Hebammenkunst, mit Kupfern versehen. Dritte verbesserte und vermehrte Auflage. Wien, 1784. 16 Bl. 507 Seiten, 1 Bl. 27 Tafeln im Text. Hldr. **DM 580,–**

344 **R. Steidele**
Lehrbuch von dem unvermeidentlichen Gebrauch der Instrumente in der Geburtshülfe. Neue umgearbeitete und vermehrte Auflage. Wien, 1785. 338 Seiten. 1 Tafel im Anhang. Br. Mit Titelkupfer. Leicht stockfleckig. Tb. beklebt. **DM 280,–**

345 **G.W. Stein der Ältere**
Katechismus zum Gebrauche der Hebammen in den Hochfürstlich Hessischen Landen nebst Hebammen-Ordnung und Anlagen. Marburg, 1801. XV, 112 Seiten. Br. N. a. Tb. Umschl. mit Altersschäden.
DM 120,–

346 **G.W. Stein der Ältere**
Kleine Werke zur practischen Geburtshülfe. Mit Kupfern. Marburg, 1798. 472 Seiten. Br. 13 Falttafeln im Anhang. **DM 240,–**

347 **G.W. Stein der Ältere**
Lehrbuch der Geburtshülfe. Anleitung zur Geburtshülfe, ... (Zwei Teile). Siebente Auflage, oder erste, vom Nachfolger im Lehramte G.W. Stein dem Jüngeren berichtigte und vermehrte Auflage. Marburg, 1805. Hldr. Einband geschabt. Mit Exlibris a. 2. Umschl. Seite.
Erster Theil. Mit zwölf Kupfertafeln. XXVIII, 316 Seiten. Leicht stockfleckig. Einband geschabt.
Zweiter Theil. Mit zwölf Kupfertafeln. XXII, 350 Seiten. 2 Bl. Leicht stockfleckig. **DM 250,–**

348 **G.W. Stein der Ältere**
Nachgelassene geburtshülfliche Wahrnehmungen; (Zwei Bände) Erster und Zweyter Theil. Herausgegeben von G.W. Stein dem Jüngeren. Marburg, 1807. XI, 372 Seiten. N. a. Tb. – Marburg, 1809. 4 Bl., 446 Seiten. N. a. Tb. Ppbd. mit leichten Altersschäden.
DM 180,–

349 **G.W. Stein der Ältere**
Practische Anleitung zur Geburtshülfe. Zum Gebrauche der Vorlesungen. Mit Kupfern. Dritte vermehrte und verbesserte Auflage. Cassel, 1783. 8 Bl., 271 Seiten. 8 Tafeln im Anhang. Geb. 8°.
DM 280,–

350 **G.W. Stein der Ältere**
Theoretische Anleitung zur Geburtshülfe. Mit Kupfern. Zweyte und vermehrte Auflage. Cassel, 1777. 12 Bl., 224 Seiten. 8 Tafeln im Anhang. Geb. N. a. Vb.
DM 200,–

351 **G.W. Stein der Ältere**
Theoretische Anleitung zur Geburtshülfe. Mit Kupfern. Dritte vermehrte und verbesserte Auflage. Cassel, 1783. 12 ungez. Bl. 224 Seiten. 8 Tafeln im Anhang. 8°. Geb. **DM 180,–**

352 **G.W. Stein der Jüngere**
Lehre der Hebammenkunst ... Mit zwei Kupfertafeln. Elberfeld, 1822. X, 3 Bl., 206 Seiten. Br. Leicht stockfleckig.
DM 220,–

353 **G.W. Stein der Jüngere**
Was war Hessen der Geburtshülfe, was die Geburtshülfe Hessen? Gelegenheitsschrift bey Georg Wilhelm Stein's Abgange von Marburg nach Bonn. Mit dem Brustbilde G.W. Stein's des ältern. o.O. 1819. 87 Seiten. Br. 4°. Schwache Wasserränder. **DM 90,–**

354 **A. Stingl**
Frauenheilkunde und Geburtshilfe. Krankheitslehre und Pflegetechnik. Mit einem Geleitwort von A.I. Amreich. 33 Abb. München, Berlin, Wien, 1970. XII, 159 Seiten. Br. **DM 5,–**

355 **C. Strack**
Observationes Medicinales de una prae caeteris causa, propter quam sanguis e foeminarium utero nimius profluit, atque haec quo modo submoveri debeat. Berolini, 1794. 48 Seiten. Geb. 8°.
DM 120,–

356 **P. Strassmann**
Anleitung zur aseptischen Geburtshülfe. 21 Abb. Berlin, 1895. 162 Seiten. Hldr. **DM 48,–**

357 **C.H. Stratz**
Die Entwicklung der menschlichen Keimblase. 3 Tafeln und 14 Abb. Stuttgart, 1904. 32 Seiten. Br. **DM 18,–**

358 **S. Tapfer**
Die hormonale Steuerung der Geburt. 65 Abb. Berlin und Wien, 1944. VIII, 108 Seiten. Br. = Einzelschriften zur Frauenheilkunde. Hrsg. A.I. Amreich, Band 1. **DM 5,–**

359 **S. Tarnier/G. Chantreuil**
Traite de l'art des accouchements. (4 Bände). Paris 1888 – 1901. Hldr.
Tome premier: Grossesse et accouchement physiologiques.
Tome deuxieme: Pathologie de la grossesse.
Tome troisieme: Dystocie maternelle.
Tome quatrieme: Tarnier/Budin, Dystocie foetale. Accidents le la delivrance. Operations. Infections puerperales. N. a. Vb.
DM 180,–

360 **N. Temesvary**
Die Hystero-Salpingographie. 47 Abb. Stuttgart, 1928. 3 Bl., 57 Seiten. Br.
DM 10,–

361 **R. Temesváry**
Die Fortschritte der Geburtshilfe im XIX. Jahrhundert... Budapest, 1901. 40 Seiten. Br. Mit Randanstreichungen. = Publicationen der Pester Medizinisch-Chirurgischen Presse. Sonderabdruck. Jg. XXXVII. Budapest, 1901.
DM 20,–

362 **E. Tettenhamer**
Ueber das Vorkommen offener Schlundspalten bei einem menschlichen Embryo. 11 Abb. München, 1892. 34 Seiten. Br. Umschlag beschädigt. = Münchener medicinische Abhandlungen. 28. Heft. VII. Reihe, 2. Heft. **DM 8,–**

363 **E. Thoman**
Schwangerschaft und Trauma. Wien, 1889. 108 Seiten. Geb. Gest.
DM 18,–

364 **Domenico Tibone**
Studi di Ostetricia e Ginecologia. Milano 1890. 4 Bl. 385 Seiten. 10 Tafeln im Anhang. Geb. Festschrift. **DM 32,–**

365 **F. Torggler**
Bericht über die Thätigkeit der geburtshilflich-gynäkologischen Klinik zu Innsbruck. Für die Zeit vom 1. October 1881 bis 31. März 1887. Prag, 1888. IV, 271 Seiten. Geb. Vb. gest.
DM 18,–

366 **J.H.C. Trefurt**
Abhandlungen und Erfahrungen aus dem Gebiete der Geburtshülfe und der Weiber-Krankheiten. Erste Decade. Mit drei Tafeln Abbildungen. Göttingen, 1844. XVI, 365 Seiten. Geb. N. a. Vb.
DM 65,–

367 **Veit**
Geburtshilfe und Gynäkologie in ihren Beziehungen zu der übrigen Medizin und zu den Naturwissenschaften. Wiesbaden, 1903. 23 Seiten. Br. **DM 15,–**

368 **Die Übergangsstörungen des Neugeborenen und die Bekämpfung der perinatalen Mortalität.** Hrsg. H. Ewerbeck und V. Friedberg. 105 Abb. und 57 Tabellen. Stuttgart, 1965. VIII, 251 Seiten. Br. **DM 10,–**

369 **A. Ulsamer**
Das Nachgeburtsgeschäft und seine Behandlung ... Würzburg, 1827. VI, 110 Seiten. Br. Leicht stockfleckig.
DM 50,–

370 **H. Varnier**
La Pratique des Accouchements Obstetrique Journaliere. Avec 387 figures. Paris, 1900. VI, 437 Seiten. Geb. **DM 65,–**

371 **J. Veit**
Die Anatomie des Beckens im Hinblick auf den Mechanismus der Geburt. Mit 6 Tafeln und 11 Abb. Stuttgart, 1887. 4 Bl., 36 Seiten. Geb. **DM 42,–**

372 **J. Veit**
Die Eileiterschwangerschaft. Stuttgart, 1884. 68 Seiten. 1 Tafel. Br. **DM 20,–**

373 **T.H. van de Velde**
Glückhafte Geburt! Dresden, 1934. 412 Seiten. Ln. **DM 18,–**

374 **G. Vogel**
Lehrbuch der Geburtshilfe für Hebammen. Mit einem Vorwort von M. Hofmeier. 1 Tafel. 57 Abb. Stuttgart, 1901. XVI, 176 Seiten. Br. **DM 28,–**

375 **F.W. Voigtel**
Bruchstücke aus der Zeichenlehre der Entbindungskunst. Aus dem Lateinischen übersetzt von D.C.F.E. Mit sechs Kupfertafeln. Marburg, 1799. VIII, 216 Seiten. Geb. N. a. Tb. Tafel I fehlt. **DM 80,–**

376 **Vollmann**
Die Fruchtabtreibung als Volkskrankheit. Leipzig, 1925. 72 Seiten. Br. **DM 10,–**

377 **Vorberichte und Verhandlungen der Vereinigung zur Förderung des Deutschen Hebammenwesens.** III. Versammlung in Dresden den 21. Mai 1907... Berlin, 1907. 91 Seiten. Br. **DM 18,–**

378 **A. Wagner**
Die Extrauterinschwangerschaft. Mit 10 Abb. Stuttgart, 1907. 54 Seiten. Br. **DM 16,–**

379 **J.G. Walter**
Was ist Geburtshülfe? ... Berlin, 1808. 113 Seiten. Br. 8°. **DM 36,–**

380 **O. Walter**
Das Hebammenwesen im Grossherzogthum Mecklenburg-Schwerin, seine Geschichte und sein gegenwärtiger Stand nebst kurzen Vorschlägen zu einer Reform desselben. Güstrow, 1883. 121 Seiten. Br. **DM 48,–**

381 **F.R. Weber**
Casuistischer Beitrag zur Placenta praevia... Berlin, 1892. 72 Seiten. Br. N. a. 1. Umschl.-Seite. **DM 10,–**

382 **F.G. Wegeler**
Das Buch für die Hebammen. Mit drey Figuren. Dritte verbesserte Auflage. Koblenz, Leipzig, 1813. 6 Bl., 144 Seiten. Geb. 2. Umschl.-Seite m. Aufkleber. Leicht stockfleckig. **DM 80,–**

383 **F.G. Wegeler**
Das Buch für die Hebammen. Vierte verbesserte Auflage. Mit drei Figuren. Frankfurt am Main, 1819. VIII, 164 Seiten. 2 Bl. Ppbd. N. a. Tb. 8°. **DM 80,–**

384 **Wehn**
Ueber die Unterbindung der Nabelschnur bei Zutageförderung des Kindes mit den unteren Gliedmaßen voran. = Abdruck aus Busch "Neuer Zeitschrift für Geburtskunde" Band XXI und XXII. Berlin, 1847. 170 Seiten. Br. Schwache Wasserränder. Goldschnitt **DM 60,–**

385 **J.P. Weidmann**
Entwurf der Geburtshilfe für seine Vorlesungen. Mainz, 1808. XVI, 336 Seiten. Geb. 8°. **DM 72,–**

386 **L.S. Weiss**
Die Geburtskunde mit Einschluss der wichtigsten Krankheiten der Schwangeren, der Wöchnerinnen und der neugebornen Kinder... Berlin, 1835. X, 165 Seiten. OPpbd. Hs. Besitzervermerk a. Vb. Durchgehend am oberen Rand Stockfleckig. **DM 96,–**

387 **L.S. Weiss**
Die Geburtskunde mit Einschluss der wichtigsten Krankheiten der Schwangeren, der Wöchnerinnen und der neugeborenen Kinder ... Zweite Auflage. Berlin, 1847. X, 182 Seiten. Geb.
DM 86,–

388 **J.B. v. Weißbrod**
Leitfaden der geburtshilflichen Klinik... München, 1854. XIX, 472 Seiten. 2 Bl. Ppbd. **DM 140,–**

389 **C.R.W. Wiedemann**
Lesebuch für Hebammen; enthaltend Geschichten von schweren Geburten und belehrende Gespräche darüber, nebst einem Schwangerschafts-Kalender. Zweite vermehrte Auflage. Kiel, 1826. XII, 318 Seiten. Geb. N. a. Tb. Leicht stockfleckig. **DM 150,–**

390 **C.R.W. Wiedemann**
Ueber Pariser Gebäranstalten und Geburtshelfer, den letzten Schaamfugenschnitt und einige andere zu Paris beobachtete Geburtsfälle. Braunschweig, 1803. VI, 145 Seiten. Geb. 8°.
DM 60,–

391 **A. Wienholt**
Sieben Vorlesungen über die Entstehung der Mißgeburten. Hrsg. v. J.C.F. Scherf. Bremen, 1807. 143 Seiten. Br. Tb. gest.
DM 120,–

392 **J.H. Wigand**
Von den Ursachen und der Behandlung der Nachgeburtszögerungen. Hamburg, 1803. VIII, 170 Seiten. Br. 8°. Einband mit leichten Altersschäden. Titelblatt beschnitten. **DM 90,–**

393 **F.A. Wilde**
Das weibliche Gebär-Unvermögen... Berlin, 1838. XVI, 413 Seiten. OPpbd. 8°. Einband mit leichten Altersspuren.
DM 75,–

394 **F. Winckel**
Berichte und Studien aus dem Königl. Sächs. Entbindungs-Institute in Dresden. Band 1, 2(von 3) Geb. N. a. Vb. (Fehling).
Bd. 1: Mit 11 Holzschnitten und 4 lithogr. Tafeln. Leipzig, 1874. X, 384 Seiten.
Bd. 2: Leipzig, 1876. XIV, 304 Seiten.
DM 40,–

395 **F. Winckel**
Klinische Beobachtungen zur Pathologie der Geburt. Rostock, 1869. IV, 272 Seiten. Geb. **DM 40,–**

396 **F. Winckel**
Die Pathologie und Therapie des Wochenbetts... Zweite, vielfach veränderte Auflage. Berlin, 1869. XII, 496 Seiten. Hldr. Rücken mit Goldprägung. Tb. m. Besitzer-Stempel. **DM 50,–**

397 **F. Winckel**
Klinische Beobachtungen zur Dystokie durch Beckenenge. Gratulationsschrift zum 4. August 1882 zur Feier des 50jährigen Doctorjubiläums seines Vaters ... L. Winckel. 5 Tafeln in Lichtdruck. Leipzig, 1882. VIII, 68 Seiten. Ppbd. N. a. Vb. gest. **DM 32,–**

398 **H. Winkler**
Geburtshilflich-gynäkologische Propädeutik. Mit 127 Abb. Berlin, 1940. IX, 148 Seiten. Ln. **DM 14,–**

399 **G. Winter**
Die Indikationen zur künstlichen Unterbrechung der Schwangerschaft. Nebst einem Beitrag von E. Meyer. Berlin, Wien, 1918. VIII, 317 Seiten. Geb.
DM 15,–

400 **G. Winter/J. Halban**
Lehrbuch der operativen Geburtshilfe. 2. umgearb. Aufl. 282 Abb., 12 Tafeln. Berlin, Wien, 1934. VIII, 556 Seiten. Ln. Tb. gest. **DM 25,–**

401 **W.H. Wittlinger**
Handbuch der Geburtskunde mit Einschluss der Krankheiten der Schwangeren, Gebärenden, Wöchnerinnen und neugeborenen Kinder. In alphabethischer Ordnung. Quedlinburg und Leipzig, 1848. VI, 714 Seiten. Geb. Leicht stockfleckig. **DM 260,–**

402 **W. Wolf**
Klinik des unzeitigen Blasensprungs. Mit 85 Abb. Stuttgart, 1946. 198 Seiten. Geb. **DM 18,–**

403 **H.A. Wrisberg**
Observationes anatomico-obstetriciae de structura ovi et secundinarum humnar. in partu maturo et perfecto collectae. Cum tabula aenea. Goettingen, 1783. 32 Seiten. Br. Ganzseitige Tafel (Steindruck), stellenweise koloriert. 4°. Leicht stockfleckig. Textteil nachgedunkelt. **DM 380,–**

404 **W. Zangemeister**
Tafeln zur Altersbestimmung der Frucht bezw. zur Beurteilung deren Entwicklung bei bekanntem Alter. Mit 16 Kurven. Stuttgart, 1912. 22 Seiten.Br. **DM 6,–**

405 **J.C.L. Ziermann**
Die naturgemäße Geburt des Menschen. Oder Betrachtungen über zu frühe Durchschneidung und über Unterbindung der Nabelschnur des neugebohrenen Kindes, als Urgrund der häufigsten und gefährlichsten Krankheiten des Menschengeschlechtes. Nebst einer Vorrede des Herrn Professor Wolfart. Berlin, 1817. XXIV, 71 Seiten. Geb. 8°. N. a. 2. Umschl.-Seite. **DM 220,–**

406 **A.C. Zini**
Ein durch Hydrorrhachis Lumbo-Sacralis missgestaltetes allgemein verengtes Becken aus der Sammlung der geburtshilflichen Klinik in Graz. 2 lithogr. Tafeln. Graz, 1875. 8 Seiten. Br. **DM 15,–**

407 **E. Zürcher**
Die Geburtshülfliche Landpraxis. Trogen, 1887. VII, 36 Seiten. Br. Umschl. u. Tb. beschn. **DM 30,–**

408 **P. Zweifel**
Lehrbuch der operativen Geburtshülfe. Mit 87 in den Text gedruckten Holzschnitten. Stuttgart, 1881. VIII, 444 Seiten. Geb. **DM 58,–**

409 **P. Zweifel**
Lehrbuch der Geburtshilfe. 5. vollst. umgearb. Auflage. 237 Abb. Stuttgart, 1903. XIV, 601 Seiten. Ln. **DM 35,–**

Kinderheilkunde

410 **H. Abegg**
Die Kinderheilstätte in Zoppot. Mit einer Ansicht und zwei Plänen. Danzig, 1887. 15 Seiten. Br. Hs. Widm. d. Verf. a. 2. Umschl.-Seite. **DM 18,–**

411 **H. Abramowski**
Die Ernährung des Säuglings. Für Mütter in Versen geschildert. Berlin. 15 Seiten. Br. gestempelt. **DM 5,–**

412 **E. Albanese**
Note cliniche su talune malattie infantili. 39 Seiten. 28 photogr. Tafeln im Anhang. Gest. = Estratto dal rendiconto biennale 1880 – 81 dell'Ospedale Marittimo per l'infanzia di Palermo. **DM 18,–**

413 **H. Albrecht**
Wie ernährt man ein neugeborenes Kind? Unentbehrlicher Wegweiser für Mütter aller Stände. Bern, 1879. 127 Seiten. 2 Tafeln a. 2 Seiten i. Anh. Br. **DM 36,–**

414 **W. Andresse**
Unentbehrlicher ärztlicher Rathgeber für diejenigen, welche an Skropheln leiden. Berlin, 1839. 174 Seiten. Br. **DM 48,–**

415 **G. Anton**
Ueber geistige Ermüdung der Kinder im gesunden und kranken Zustande. Halle a.S., 1900. 26 Seiten. Br. **DM 14,–**

416 **Anweisung zur richtigen Ernährung der kleinen Kinder und Kranken** nebst Facsimilebriefen von Eltern und Photographien von den nach dieser Methode ernährten Kindern. Aus dem Englischen hrsg. von G. Mellin. London, 1894. 143 Seiten. Geb. gestempelt. **DM 48,–**

417 **J. Apley**
The child with abdominal pains. Oxford, 1959. VIII, 86 Seiten. Br. **DM 8,–**

418 **J. Apley/R. Mac Keith**
Das Kind und seine Symptome in psychosomatischer Sicht. Mit einem Vorwort von M.J.E. Senn und Vorwort zur Übersetzung von A. Hottinger. Stuttgart, 1965. 300 Seiten. Ln. Mit Randanstreichungen. **DM 10,–**

419 **H. Aron**
Über Wachstumsstörungen im Kindesalter. 2 Tafeln. Berlin, 1918. 91 Seiten. Geb. N. a. Tb. Habilitationsschrift. = Sonderabdruck aus Jahrbuch für Kinderheilkunde N.F. Bd. 87. **DM 12,–**

420 **V. Babes**
Bacteriologische Untersuchungen über septische Processe des Kindesalters. 21 Abb. Leipzig, 1889. 51 Seiten. Br. Umschl. leicht beschädigt. **DM 12,–**

421 **A. Baginsky**
Lehrbuch der Kinderkrankheiten. Braunschweig, 1883. XVI, 748 Seiten. Hldr. N. a. Tb. **DM 50,–**

422 **A. Baginsky**
Lehrbuch der Kinderkrankheiten. 4. Aufl. Berlin, 1892. = Wreden's Sammlung Medizinischer Lehrbücher, Band VI. XVI, 986 Seiten. Geb. **DM 46,–**

423 –,– Br. gestempelt. **DM 40,–**

424 –,– 6. Aufl. Braunschweig, 1899. XX, 1109 Seiten. Geb. Gestempelt. **DM 46,–**

425 **A. Baginsky**
Practische Beiträge zur Kinderheilkunde. Heft 1: Pneumonie und Pleuritis. Tübingen, 1880. VII, 156 Seiten. Br. **DM 15,–**

426 –,– Heft 2: Rachitis. Tübingen, 1882. 118 Seiten. Br. **DM 15,–**

427 **A. Baginsky**
Säuglingskrankenpflege und Säuglingskrankheiten. Unter Mitwirkung von P. Sommerfeld. 44 Abb. 1 Tafel. Stuttgart, 1906. XIV, 216 Seiten. Ln. **DM 24,–**

428 **A. Baginsky**
Die Serumtherapie der Diphterie. Berlin, 1895. VI, 330 Seiten. Br. **DM 48,–**

429 **A. Baginsky**
Die Verdauungskrankheiten der Kinder. 3 Tafeln mikroskopischer Abbildungen. Tübingen, 1884. 232 Seiten. 4 Blatt Tabellen-Anhang. Geb. **DM 20,–**

430 **Ph. Bamberger/R. Degkwitz/E. Glanzmann/F. Goebel/J. Jochims/W. Keller/E. Rominger/A. Wiskott**
Lehrbuch der Kinderheilkunde. 2. umgearb. Auflage. 233 Abb. Berlin, 1942. XIV, 821 Seiten. Geb. Einband fleckig. Gestempelt. **DM 30,–**

431 **H. Barbier/G. Ulmann**
La Diphtérie. Nouvelles recherches bactériologiques et cliniques. Prophylaxie et traitment. Avec 7 figures dans le texte. Paris, 1899. 92 Seiten. Geb. = Les actualités médicales. **DM 10,–**

432 **G. Barraud**
La puériculture éternelle. Histoire médico-littéraire de la puériculture a travers les ages. Preface de Marfan. Avec 19 illustrations en hors-texte. Paris, 1941. 157 Seiten. Geb. **DM 18,–**

433 **E. Barthez/F. Rilliet**
Handbuch der Kinderkrankheiten. Zweite, gänzlich umgearbeitete und bedeutend vermehrte Auflage. Aus dem Französischen übertragen und mit Zusätzen versehen von E.R. Hagen. 3 Bände. Geb. Leicht stockfleckig.
Erster Theil: Leipzig, 1855. 941 Seiten.
Zweiter Theil: Leipzig, 1855. 874 Seiten.
Dritter Theil: Leipzig, 1856. 1072, XLII Seiten. **DM 240,–**

434 **A.C. Baudelocque**
Etudes sur les cuases, la nature et le traitement de la maladie scrophuleuse. Paris, 1834. XXIV, 575 Seiten. Hldr. Rücken m. Goldprägung. Exlibris a. 2. Umschl.-Seite. Leicht stockfleckig. **DM 380,–**

435 **E. Bazin**
Lecons théoriques et cliniques sur la Scrofule. Deuxième édition de recherches sur la scrofule viscérale et de nombreuses observations. Paris, 1861. XXXV, 668 Seiten. Hln. **DM 380,–**

436 **H.T. v. Becker**
Zur Pathologie und Therapie der Rachen-Diphtherie. Zwei Vorträge. Wien, 1877. 72 Seiten. Br. **DM 38,–**

437 **A. Becquerel**
Recherches cliniques sur la meningite des enfants. Paris, London, 1838. 128 Seiten. Br. **DM 80,–**

438 **A. Bednar**
Die Krankheiten der Neugebornen und Säuglinge vom clinischen und pathologisch-anatomischen Standpunkte. 4 Teile in einem Band. Wien, 1850 – 1853. VIII, 131; VI, 198; VIII, 208; VIII, 268 Seiten. Einband geschabt. **DM 420,–**

439 **A. Bednar**
Kinder-Diätetik oder naturgemäße Pflege des Kindes in den ersten Lebensjahren... Wien, 1857. IV, 278 Seiten. Br. **DM 150,–**

440 **F. Beely**
Die Krankheiten der Hand im Kindesalter. Aus: Handbuch der Kinderkrankheiten. Bd. VI, Tl. 2. Seite 497 – 551. Br. **DM 10,–**

441 **F. Beely**
Die Krankheiten des Kopfes im Kindesalter. o.O., o.J., 223 Seiten. Br. Abb. im Text. (Aus Handbuch d. Kinderkrankheiten, Bd. VI, Tl. 2) **DM 38,–**

442 **Beiträge zur sozialen Hygiene des Säuglings- und Kleinkindesalters.** Hrsg. v. Rott. Berlin, 1920. 343 Seiten. Hln. **DM 56,–**

443 **B. Bendix**
Lehrbuch der Kinderheilkunde. 4. verb. u. verm. Auflage. 25 Holzschnitte. Berlin/Wien, 1905. XII, 628 Seiten. Geb. **DM 20,–**

444 –,– dass. 5. durchges. u. verb. Auflage. 62 Holzschnitte. Berlin, Wien, 1907. XII, 628 Seiten. Geb. Mit Anstreichungen u. hs. Notizen im Text. Seite III leicht beschädigt durch Verklebung m. Tb. Seiten V – VIII m. Tintenfleck. **DM 20,–**

445 –,– dass. 6. durchges. u. verb. Auflage. 83 Abb. Berlin, Wien, 1910. XII, 671 Seiten Geb. Tb. m. Besitzer-Stempel **DM 20,–**

446 –,– 7. durchges. u. verb. Auflage. 89 Abb. 4 Tafeln. Berlin, Wien, 1916. XII, 663 Seiten. Geb. **DM 20,–**

447 **J R. Bennett**
Der hitzige Wasserkopf, seine Ursachen Natur, Diagnose und Behandlung. Deutsch bearbeitet von D.A.M. Lang. Mit anatomisch-pathologischen Zusätzen von C. Rokitansky. Wien, 1844. X, 253 Seiten. Br. **DM 85,–**

448 **Bericht über den Kongress für Kinderforschung und Jugendfürsorge in Berlin** (1.– 4. Oktober 1906). Hrsg. K.L. Schäfer. Langensalza, 1907. XXVII, 432 Seiten, 15 Tafeln. Hldr. Tb. gest. **DM 48,–**

449 **F.A.G. Berndt**
Die Scharlachfieber-Epidemie im Cüstrin'schen Kreise in den Jahren 1817, 1818 und 1819 und die aus solcher gezogenen Bemerkungen so wie die mit der Belladonna als Schutzmittel angestellten Versuche. Leipzig, Berlin, 1820. XIV, 119 Seiten. Geb. 8°. **DM 72,–**

450 **J. Bernt**
Das Verfahren bey der gerichtlich-medicinischen Ausmittelung zweifelhafter Todesarten der Neugeborenen. Wien, 1826. XVI, 206 Seiten. Geb. Gestempelt. Leicht stockfleckig. **DM 160,–**

451 **A.-A. Berthomier**
Mécanisme des fractures du coude chez les enfants. Leur traitement par l'extension. Paris, 1875. 71 Seiten. Br. Umschlag beschädigt. **DM 36,–**

452 **A. Berton**
Traité des maladies des enfants. ou recherches sur les principales affections du jeune age... Ouvrage Faisant suite àcelui du ... Billard ... avec des notes de ... Baron..Paris, 1837. VII, 503 Seiten. Hldr. Exlibris a. 2. Umschl.-Seite. Leicht stockfleckig. **DM 160,–**

453 **M. Bettex**
Über den vesiko-ureteralen Reflux beim Säugling und Kind. Bern, Stuttgart, 1965. 120 Seiten. Abb. Geb. (statt DM 28,–) **DM 20,–**

454 **H. Beumer**
Über die Ernährung des Säuglings. 2. erw. Auflage. 1 Abb. Leipzig, 1937. 40 Seiten. Br. **DM 5,–**

455 **Bibliographie der gesamten Kinderheilkunde für das Jahr 1920.** Hrsg. v. d. Redaktion des Zentralblattes für die gesamte Kinderheilkunde (H. Putzig). Berlin, 1922. VIII, 313 Seiten. Br. **DM 15,–**

456 **Bibliothek der gesammten medicinischen Wissenschaften.** ... Hrsg. v. A. Drasche. I. Band. Interne Medicin und Kinderkrankheiten. Mit 4 Tafeln und 92 Fig. Wien, Leipzig, 1894. 813 Seiten. Hldr. **DM 18,–**

457 **Bibliothèque du médecin-praticien ...** Sous la direction du Docteur Fabre. 5. und 6. Teil: Maladies des enfants, de la naissance à la puberté (médecine et chirurgie) I. und II. 2 Bände. Paris, 1847. 684 und 672 Seiten. Hldr. Rücken mit Goldprägung. Exlibris a. 2. Umschl.-Seite. **DM 180,–**

458 **P. Biedert**
Die Kinderernährung im Säuglingsalter. Stuttgart, 1880. XII, 393 Seiten. Geb. Vb. gest. **DM 56,–**

459 **P. Biedert**
Die Kinderernährung im Säuglingsalter und die Pflege von Mutter und Kind. 2. ganz neu bearb. Aufl. Stuttgart, 1893. XII, 248 Seiten. Hldr. Tb gest. **DM 30,–**

460 –,– dass. 12 Abb. 1 Tafel. 4. ganz neu bearb. Aufl. Stuttgart, 1900. XII, 263 Seiten. Br. 1. Umschl.-Seite u. Tb. gest. **DM 30,–**

461 –,– dass. 5. ganz neu bearb. Aufl. 17 Abb. 1 Tafel. Stuttgart, 1905. XV, 272 Seiten. Geb. Hs. Widm. d. Verf. a. 1. Tb. **DM 30,–**

462 **J. Bierbaum**
Der Typhus im kindlichen Alter. Leipzig 1860. XI, 193 Seiten. Br. Leicht stockfleckig. Umschlag leicht beschädigt. **DM 56,–**

463 **C.M. Billard**
Traité des maladies des enfans nouveaunés et à la mamelle ... Deuxième édition, augmentée d'un mémoire médicolégal sur la viabilité du foetus. Avec des notes ... par Ollivier. Paris, 1833. XXXII, 728 Seiten, 32 Seiten Anzeigen. OPpbd. N. a. Tb. **DM 380,–**

464 **Biologische Daten für den Kinderarzt ...** 2. Band. Atmungsapparat – Harnorgane – Drüsen mit innerer Sekretion – Nervensystem – Stoffwechsel. Bearb. v. J. Brock, E. Thomas, A. Peiper. 38 Abb. Berlin, 1934. VIII, 321 Seiten. Geb. Hs. Widm. v. A. Peiper a. Vb. **DM 48,–**

465 **Biologische Daten für den Kinderarzt.**
Dritter Band. Stoffwechsel – Biochemie der Körpersäfte – Ernährung – Haut – Immunbiologie – Statistik. Bearb. v. J. Brock, H. Knauer, J. Becker, B. de Rudder, K. Klinke. 24 Abb. Berlin, 1939. X, 389 Seiten. Br. **DM 30,–**

466 **W. Birk**
Leitfaden der Säuglingskrankheiten. 2. verb. Aufl. 25 Abb. Bonn, 1917. VIII, 268 Seiten. Geb. Mit Unterstreichungen. **DM 10,–**

467 **W. Birk/L. Schall**
Die Behandlung der Kinderkrankheiten mit Ultraviolett- und Röntgenstrahlen. 2. völlig umgearb. Auflage des 1924 erschienen Buches „Strahlenbehandlung bei Kinderkrankheiten". 45 Abb. Berlin,Wien, 1932. IX, 256 Seiten. Ln. = Sonderbände zur Strahlentherapie. Hrsg. v. H. Meyer, Bd. XVII: Kinderkrankheiten **DM 30,–**

468 **H. Bischoff**
Krämpfe im Kindesalter. Stuttgart, 1937. 64 Seiten. Geb. oder Br. = Beihefte zum Archiv für Kinderheilkunde, 11. Heft. **DM 8,–**

469 **H.R. Blache**
Essai sur les maladies du cœur chez les enfants. Paris, 1869. 224 Seiten. Geb. Mit hs. Widm. d. Verf. a. Tb., Exlibris a. 2. Umschl.-Seite. **DM 120,–**

470 **K.H. Bleckmann**
Der Schlaf des Kindes. Mit einem Vorwort von O. Bossert. 39 Abb. Göttingen, 1955. 213 Seiten. Ln.
(statt DM 25,–) **DM 12,–**

471 **F. Böhm**
Das Kind im ersten Lebensjahre, dessen Nahrung, Pflege und Krankheiten. 8. verm. Aufl. Augsburg, 1908. 40 Seiten. Br. **DM 5,–**

472 **Bolzer**
Kinderpflege und -ernährung. 2., verbesserte Auflage. Stuttgart, 1909. 64 Seiten. Br. **DM 8,–**

473 **W.D. Booker**
A bacteriological and anatomical study of the summer diarrhoeas of infants. (Reprinted from Johns Hopkins Hospital Reports, Vol. VI) Baltimore, 1896. Seite 159 – 258. 6 Tafeln im Anhang. Br. Letzte Umschl.-Seite fehlt.
1. Umschl.-Seite beschr. **DM 86,–**

474 **W.H.L. Borges**
Über Schedelrisse an einem neugebornen Mädchen und deren Entstehung. Münster, 1833. VIII, 39 Seiten. Br. **DM 60,–**

475 **F.J. Bosc**
Thérapeutique infantile. Montpellier, Paris, 1912. 597 Seiten. Geb. **DM 30,–**

476 **H. Bose**
Das Behring'sche Diphtherie-Heilserum und die Erfolge ... Giessen, 1895. XXIX, 73 Seiten. Br. Einband leicht beschädigt u. verfärbt. **DM 18,–**

477 **Z. de Bosnyák/L. Edelsheim-Gyulai**
Le droit de l'enfant abandonné et le système longrois de protection de l'enfance. Avec une préface de J. Andrassy. Budapest, 1909. XVI, 511 Seiten. Br. Vb. gest. **DM 35,–**

478 **E. Bouchut**
Handbuch der Kinderkrankheiten nebst einer Abhandlung über Diätetik und physische Erziehung. Nach der zweiten französ. Originalauflage deutsch bearbeitet und reichlich mit Zusätzen versehen von B. Bischoff. Mit einem Vorwort v. F. Rinecker. Mit Abbildungen. Würzburg, 1854. XXXII, 914 Seiten. Hldr. N. a. Vb. Leicht stockfleckig. Rücken geschabt, mit Goldprägung. **DM 280,–**

479 **E. Bouchut**
Manuel pratique des maladies des nouveaux-nés et des enfants a la mamelle, ... Paris, 1845. IV, 612 Seiten. Geb. Tb. gest. **DM 340,–**

480 **E. Bouchut**
Traité pratique des maladies des nouveaux-nés et des enfants à la mamelle, ... Deuxième édition. Revue, corrigée et considerablement augmentée. Paris, 1852. VII, 924 Seiten. Hldr. **DM 260,–**

481 –,– dass. Huitième édition. Paris, 1885. XVI, 1148 Seiten. Geb. Stockfleckig. N. a. Tb. **DM 140,–**

482 **H.P. Bowditsch**
The growth of children. Boston, 1877. 51 Seiten. Br. From the Eighth Annual Report of the State Board of Health of Massachusetts. **DM 75,–**

483 **J.L. Brachet**
Über die Convulsionen im kindlichen Alter. Zweite vermehrte Auflage. Aus dem Französischen von R. Finckh Reutlingen, 1838. XVI, 342 Seiten. Geb. **DM 90,–**

484 **G.A. Braun**
Compendium der Kinderheilkunde. Wien, 1862. X, 150 Seiten. Br. **DM 48,–**

485 –,– dass. 2. verm. Aufl. Wien, 1871. XIII, 438 Seiten. Br. **DM 48,–**

486 **M. Braune**
Untersuchungen über die Jodophilie der Leukozyten bei Erkrankungen im Kindesalter. Inaugural Dissertation. Berlin, 1963. 41 Seiten. Br. **DM 15,–**

487 **K. Brehme**
Die Diphteritis mit besonderer Rücksicht auf Prophylaxis und Diätetik. Weimar, 1878. 51 Seiten. Br. **DM 32,–**

488 **T. Brorström**
Akute Kinderlähmung und Influenza und deren Auftreten im Bezirk Tingsryd in Schweden in den Jahren 1905, 1906, 1907 und im Frühjahr 1908. Leipzig, 1910. XII, 294 Seiten. Br. Mit Anstreichungen. **DM 18,–**

489 **A. Brothers**
Infantile Mortality during Child-Birth and its Prevention. Philadelphia, 1896. 179 Seiten. Ln. **DM 48,–**

490 **E. Brücke**
Wie behütet man Leben und Gesundheit seiner Kinder? 3. unveränd. Aufl. Wien, Leipzig, 1892. VII, 232 Seiten. Geb. **DM 60,–**

491 **L. Brühl/E. Jahr**
Diphtherie und Croup im Königreich Preussen in den Jahren 1875 – 1882. Mit einem Vorwort von M.J. Oertel, graphischen Darstellungen und einer Karte. Berlin, 1889. IV, 112 Seiten. Hldr. **DM 36,–**

492 **H. Brüning**
Geschichte der Methodik der künstlichen Säuglingsernährung. Nach medizin-, kultur- und kunstgeschichtlichen Studien. 78 Abb. Stuttgart, 1908. 132 Seiten. Br. Letzte Umschl.-Seite und Vb. fehlen. **DM 32,–**

493 **H. Brüning**
Kurzgefasstes Lehrbuch der Untersuchung am Krankenbette des Kindes. 21 Abb. Stuttgart, 1921. VII, 312 Seiten. Br. **DM 24,–**

494 **H. Brugsch**
Vergiftungen im Kindesalter. Stuttgart, 1956. XI, 222 Seiten. Geb. N. a. Vb. **DM 12,–**

495 **L. Bruns/A. Cramer/Th. Ziehen**
Handbuch der Nervenkrankheiten im Kindesalter. 189 Abb., 3 Tafeln. Berlin, 1912. XII, 980 Seiten. Geb. Mehrfach gestempelt. **DM 65,–**

496 **J. Capuron**
Traité des maladies des enfants jusqu'a la puberté. Paris, 1813. VII, 469 Seiten. Br. Mit leichten Altersschäden. **DM 120,–**

497 **J. Capuron**
Traité des maladies des enfants, jusqu'à la puberte. Seconde édition. Paris, 1820. VIII, 512 Seiten. Geb. **DM 100,–**

498 **J. Carmichael**
Disease in children. A manual for students and practitioners. Illustrated with thirty-one charts. Edinburgh & London, 1892. XVI, 591, 16 Seiten. Geb. **DM 28,–**

499 **W. Catel**
Differentialdiagnostische Symptomatologie. Von Krankheiten des Kindesalters. Leipzig, 1944. XXI, 562 Seiten. Hln. **DM 20,–**

500 **W. Catel**
Die Pflege des gesunden und des kranken Kindes. 336 Abb. 4. Aufl. Stuttgart, 1952. XXIII, 650 Seiten. Ln. **DM 15,–**

501 **P. Catzel**
The paediatric prescriber. Oxford, 1959. XVI, 244 Seiten. Geb. Rücken beschädigt. **DM 5,–**

502 **P. Celoni**
Malattie infantili in generale. Bologna, 1868. 61 Seiten. Br. Tb. beschn. **DM 10,–**

503 **F.H. Champneys**
Experimental researches in artificial respiration in stillborn children, and allied subjects. London, 1887. VIII, 153 Seiten. Geb. **DM 48,–**

504 **E. Charon**
Contribution a la Pathologie de l'enfance. Deuxième édition. Revue et augmentée, avec gravures. Brüssel, 1881. 285 Seiten. Geb. Exlibris a. 2. Umschl.-Seite. **DM 42,–**

505 **F. Churchill**
The Diseases of children. Dublin, 1850. XI, 656 Seiten. Geb. **DM 280,–**

506 **H. Cohen**
Ueber die hitzige Gehirnwassersucht der Kinder. Hannover, 1841. VIII, 280 Seiten. Ppbd. Leicht stockfleckig. **DM 96,–**

507 **J.M. Coley**
Lehrbuch der Kinder-Krankheiten ... Stuttgart, 1847. X, 470 Seiten. Geb. Exlibris a. 2. Umschl.-Seite. **DM 140,–**

508 **A. Combe**
Die Nervosität des Kindes. 2. Auflage. Autoris. Übersetzung von H. Faltin. Berlin, Leipzig, o.J. 194 Seiten. Geb.
DM 46,–

509 **F. Condie**
A practical treatise on the diseases of children. Philadelphia, 1844. 651 Seiten. OPpbd. N. a. Vb. **DM 220,–**

510 **D.F. Condie**
Practical treatise on the diseases of children. Fifth edition, revised and enlarged. Philadelphia, 1858. XII, Seite 17–762. Ganzldr. Exlibr. a. 2. Umschl.-Seite. **DM 180,–**

511 **C.A. Coudereau**
Recherches chimiques et physiologiques sur l'alimentation des enfants. Paris, 1869. 112 Seiten. Br. Hs. Widm. d. Verf. a. Tb. Mit Randanstreichungen.
DM 140,–

512 **C.S.F. Credé**
Die Verhütung der Augenentzündung der Neugeborenen... Berlin, 1884. V, 63 Seiten. Br. 1. Umschl.-Seite gest.
DM 120,–

513 **V.M. Crosse**
The Premature Baby. Fourth edition. 39 Ill. London, 1957. X, 242 Seiten. Ln. **DM 12,–**

514 **W. Cruse**
Ueber die acute Bronchitis der Kinder und ihr Verhältniss zu den verwandten Krankheitsformen. Königsberg, 1839. 189 Seiten. Hldr. Leicht stockfleckig. Tb. gest. **DM 90,–**

515 **Cyclopaedia of the Diseases of Children Medical and Surgical,** ed. by J.M. Keating. Vol. I – vol. IV. Edinburgh/London, 1889 – 1892,
vol.I:: XIII, 1003 Seiten, Abb., Ld.
vol.II: XII, 1066 Seiten, Abb. Ld.
vol.III: XV, 1371 Seiten, Abb. Ld.
vol.IV: XI, 1128 Seiten, Abb., Ld.
DM 240,–

516 **A. Czerny**
Der Arzt als Erzieher des Kindes. 8. Auflage. Leipzig und Wien, 1934. VI, 106 Seiten. Br. Mehrfach gestempelt. **DM 5,–**

517 **–,–** dass. 11. unveränderte Auflage. Wien, 1946. VI, 106 Seiten. Br.
DM 5,–

518 **Ad. Czerny/A. Keller**
Des Kindes Ernährung, Ernährungsstörungen und Ernährungstherapie. I. Band. Leipzig, Wien, 1906. IV, 699 Seiten, 60 Abb., 15 Tafeln, Hld.
DM 40,–

519 **Ad. Czerny/A. Keller**
Des Kindes Ernährung, Ernährungsstörungen und Ernährungstherapie. I. Band, I. Teil. 2. Auflage. Leipzig, Wien, 1923. VII, 688 Seiten, Tabellen. Br. Einige Seiten lose. **DM 40,–**

520 **A. Czerny**
Sammlung klinischer Vorlesungen über Kinderheilkunde. Leipzig, 1942. 155 Seiten. Geb. Mehrfach gestempelt.
DM 28,–

521 **W.C. Davison**
The compleat pediatrician. Practical, diagnostic, therapeutic – and preventive Pediatrics, (Adaption of the Title Page of the Compleat Angler by I. Walton, 1653.) Geb. Zahlreiche hs. Notizen im Anhang. N. a. Vb.: Brugsch 1934. **DM 22,–**

522 **H. Dauchez**
Memento formulaire de poche de posologie et thérapeutique infantiles. Paris, 1895. 95 Seiten. Br. **DM 20,–**

523 **R. Degkwitz**
Über die Erziehung gesunder Kinder. Berlin, 1946. 93 Seiten. Geb.
DM 8,–

524 **W. Degre**
Therapie der Kinderkrankheiten. Leipzig, 1903. 352 Seiten. Br. **DM 24,–**

525 –,– dass. 2. gänzl. umgearb. u. vielf. erg. Aufl. Leipzig, 1911. 388 Seiten. Br.
DM 24,–

526 **R. Demme**
Klinische Mittheilungen aus dem Gebiete der Kinderheilkunde ... 26. medicinischer Bericht über die Thätigkeit des Jennen'schen Kinderspitales in Bern im Laufe des Jahres 1888. Bern, 1889. 73 Seiten. 1 Tabelle. Br. 1. Umschl.-Seite gest. **DM 15,–**

527 **R. Demme**
Über den Einfluss des Alkohols auf den Organismus des Kindes. Stuttgart, 1891. 88 Seiten. Br. 1. Umschl.-Seite gest. **DM 8,–**

528 **J. Demoor**
Die anormalen Kinder und ihre erziehliche Behandlung in Haus und Schule. Internationale Bibliothek für Pädagogik ... Band III. Hrsg. C. Ufer. Altenburg, 1901. IX, 292 Seiten. Hldr. Leder etwas geschabt. **DM 48,–**

529 **A. Dennig**
Über die Tuberkulose im Kindesalter. 20 Kurven. Leipzig, 1896. 4 Bl., 267 Seiten. Br. Umschlag leicht beschädigt.
DM 24,–

530 **J.C. Desessartz**
Traité de l'éducation corporelle des enfans en bas-age, ou réflexions-pratiques sur le moyens de procurer une meileure constitution aux citoyens. Seconde édition, augmentée d'un Avertissement et d'un Supplement. Paris, 1804. XXXIX, 514 Seiten. Ppbd. N. a. 2. Umschl.-Seite.
DM 160,–

531 **H.M.J. Desruelles**
Abhandlung über den Keichhusten ... Aus dem Französischen übersetzt und mit Anmerkungen begleitet von G. van dem Busch. Bremen, 1828. XVI, 316 Seiten. Geb. 2. Umschl.-Seite m. hs. Zahlen. **DM 140,–**

532 **Diagnostische und therapeutische Irrtümer und deren Verhütung.** Kinderheilkunde. Hrsg. von I. Schwalbe. Heft 5: Kleinschmidt, H., Akute Infektionskrankheiten im Kindesalter. 3 Abb., 11 Kurven. Leipzig, 1922. 149 Seiten. Br. **DM 15,–**

533 –,– Heft 6: Fischl, R., Tuberkulose, Syphilis nebst einem Anhange über die wichtigsten übrigen Krankheiten der Haut. Leipzig, 1922. 46 Seiten. Br.
DM 10,–

534 **A. Dingwall-Fordyce**
Diet in Infancy. Edinburgh, London, 1908. X, 174 Seiten. Geb. Tb. gest.
DM 20,–

535 **J.A. Disse**
Die Skrofelkrankheit nach ihrem Wesen und einer darauf gegründeten bewährten Heilmethode. Berlin, 1840. 140 Seiten. Hldr. Rücken mit Goldprägung. Leicht stockfleckig.
DM 80,–

536 **L. v. Dobszay**
Beiträge zur Physiologie und Klinik der weiblichen Genitalorgane im Kindesalter. Mit einem Vorwort von J. Kramár. 7 Abb. 12 Tabellen. Budapest, Leipzig, 1939. 152 Seiten. Hln. Gestempelt. = Acta med. Szeged, Bd. VIII, H. 3 **DM 18,–**

537 **N. Droixhe**
Généralités sur la Médicine Pratique De L'Enfance. Liège, 1882. 267 Seiten. Geb. Exlibr. a. 2. Umschl.-Seite **DM 40,–**

538 **E.C. Dunham**
Premature Infants. Second edition, completely revised and reset. New York, 1957. XIII, 459 Seiten. Ln. **DM 18,–**

539 **K.H. Dzondi**
Was ist häutige Bräune, und wie kann das kindliche Alter dagegen geschützt und am schnellsten und sichersten davon geheilt werden? Mit einer Abbildung in Steindruck. Halle, 1827. 132 Seiten. Br. Stockfleckig. Einband leicht beschädigt. **DM 60,–**

540 **H. Eichhorn**
Handbuch über die Behandlung und Verhütung der contagiös-fieberhaften Exantheme. Berlin/Stettin, 1831. XXIV, 518 Seiten, 1 Tabelle, Geb. **DM 140,–**

541 **C.F. Eichstedt**
Ueber den Durchfall der Kinder. Greifswald, 1852. III, 131 Seiten. Geb. **DM 75,–**

542 **C.L. Elsäßer**
Die Magenerweichung der Säuglinge ... Stuttgart, Tübingen, 1846. VIII, 172 Seiten. Br. Stockfleckig. **DM 120,–**

543 **J.A. Elsäßer**
Untersuchungen über die Veränderungen im Körper des Neugeborenen durch Athmen und Lufteinblasen in anatomischer und forensischer Hinsicht. Stuttgart, 1853. VIII, 111 Seiten. Br. Handschr. Anm. a. 2. Umschl.-Seite. N. u. Stempel a. Tb. **DM 80,–**

544 **St. Engel/M. Baum**
Grundriss der Säuglinskunde nebst einem Grundriss der Säuglingsfürsorge. Wiesbaden, 1912. X, 208 Seiten. Abb., Ln. **DM 32,–**

545 **U. Ernst**
Die Bedeutung des attraktiven Faktors der roten Farbe für die Entstehung von Vergiftungen im Kindesalter. (Dissertation). Berlin, 1969. 71 Seiten. Br. **DM 15,–**

546 **A. D'Espine/C. Picot**
Grundriss der Kinderkrankheiten. Deutsche, von den Verfassern durchgesehene Ausgabe von S. Ehrenhaus. Leipzig, 1878. XI, 522 Seiten. Geb. **DM 80,–**

547 **A. D'Espine/C. Picot**
Manuel pratique des maladies de l'enfance. Deuxième édition, revue et augmentée. Paris, 1880. VI, 664 Seiten. Geb. Seite 661/664 (Verlagsanzeigen) beschnitten, Textverlust. **DM 80,–**

548 **W.E. von Faber**
Anleitung zur gerichtsärztlichen Untersuchung neugeborner Kinder bei zweifelhaften Todesarten. Stuttgart, 1855. XIV, 170 Seiten. POpbd. **DM 85,–**

549 **W. Fare**
Die Natur der Skrophelkrankheit ... Aus dem Englischen ... von G.W. Becker. Leipzig, 1820. VIII, 72 Seiten. Br. Umschlag leicht beschädigt. Stockfleckig.
DM 80,–

550 **E. Feer**
Diagnostik der Kinderkrankheiten. 3., vermehrte und verbesserte Auflage. Berlin, 1924. 267 Abb. XI, 340 Seiten. Ln. = Enzyklopaedie der klinischen Medicin. Spez. Teil. **DM 30,–**

551 **E. Feer**
Diagnostik der Kinderkrankheiten. 5. Aufl. Wien, 1947. IX, 428 Seiten, 285 Abb. Geb. **DM 20,–**

552 **E. Feer**
Lehrbuch der Kinderheilkunde. 14. verbesserte Auflage. 245 Abb. Jena, 1942. XII, 775 Seiten. Hln. **DM 15,–**

553 –,– dass. 18. überarbeitete Auflage. Hrsg. von H. Kleinschmidt. 270 Abb. Stuttgart, 1955. XVI, 797 Seiten. Ln. Mehrfach gestempelt. **DM 15,–**

554 –,– dass. 21. völlig neubearbeitete Auflage. Hrsg. von G. Joppich. 360 Abb. 54 Tabellen. Stuttgart, 1966. XXII, 924 Seiten. Geb. **DM 25,–**

555 –,– dass. 22. völlig neubearbeitete Auflage. Hrsg. von G. Joppich. 408 Abb. 93 Tabellen. Stuttgart, 1971. XXIV, 988 Seiten. kart.
(statt DM 68,–) **DM 50,–**

556 –,– dass. Geb.
(statt DM 89,–) **DM 70,–**

557 **E. Feer**
Wasseranwendungen beim gesunden und kranken Kinde. Hydrotherapie – Abhärtung. Jena, 1938. 31 Seiten. Br. Mehrfach gestempelt. **DM 5,–**

558 **F.L. Feist**
Ueber die Kopfblutgeschwulst der Neugebornen. Mainz, 1839. 50 Seiten. Br.
DM 68,–

559 **R. Ferguson**
Das Kindbettfieber. Uebersetzt und mit Noten begleitet von Dr. Kolb. 10 Tabellen. Stuttgart, 1840. VIII, 252 Seiten. Br. **DM 130,–**

560 **N. Filatow**
Semiotik und Diagnostik der Kinderkrankheiten. Nach der zweiten russischen Auflage übersetzt von A. Hippius. Stuttgart, 1892. XII, 439 Seiten. Hln.
DM 56,–

561 **N. Filatow**
Vorlesungen über acute Infections-Krankheiten im Kindesalter. Autorisierte, vom Verfasser ergänzte deutsche Ausgabe. Nach der zweiten russischen Auflage übersetzt von L. Polonsky. Wien, 1897. VII, 575 Seiten. Hln. **DM 86,–**

562 **E. Fink**
Die Bedeutung des Schnupfens der Kinder. Halle, 1895. 36 Seiten. Br.
DM 32,–

563 **R. Fischl**
Die Ernährung des Säuglings in gesunden und kranken Tagen. Stuttgart, 1903. 132 Seiten. Br. **DM 8,–**

564 **L.Fleischmann**
Klinik der Pädiatrik.
I: Die Ernährung des Säuglingsalters. 11 Tafeln, 2 Holzschnitte. Wien, 1875. VII, 171 Seiten. Br.
II: Der erste Zahndurchbruch des Kindes. 5 Tafeln, 19 Holzschnitte. Wien, 1877. XI, 215 Seiten. Br. **DM 72,–**

565 **L. Fleischmann**
Über Ernährung und Körperwägungen der Neugebornen und Säuglinge. Wien, 1877. 48 Seiten, 6 Tafeln.Br. **DM 24,–**

566 **J.-B. Fonssagrives**
Le Role des Mères dans les Maladies des Enfants. Quatrième édition. Paris, 1870. IX, 332 Seiten. Geb. Gestempelt. Exlibris. **DM 76,–**

567 **J.C. Forster**
The surgical Diseases of children. London 1860. XII, 348 Seiten. Abb. Ln. **DM 340,–**

568 **Fortbildung in Kinderheilkunde.** 3. und 4. pädiatr. klin. Wochende der Univ.-Kinderklinik Innsbruck, 1961 und 1962. Hrsg. von H. Asperger. Stuttgart, 1963. 237 Seiten, 15 Abb., Ppbd. **DM 10,–**

569 **H. du Fougeray/L. Couëtoux**
Manual pratique des Méthodes d'Enseigement spéciales aux Enfants anormaux. (Publications du Progrès Médical. Bibliothèque d'èducation spèciale, Bd. V). Paris, 1896. XX, 288 Seiten. Br. **DM 28,–**

570 **L. Fränkel**
Practische Heilmittellehre für die Krankheiten des kindlichen Alters. Zweite vermehrte und verbesserte Auflage. Berlin, 1840. X, 310 Seiten. Br. **DM 56,–**

571 **X. Francotte**
Die Diphtherie. Unter Mitwirkung des Verfassers nach der zweiten Auflage übersetzt von M. Saengler. Leipzig, 1886. 10 Abb. 3 Tafeln. VIII, 308 Seiten. Hld. **DM 36,–**

572 **R. Freise/J.M. Jahr**
Die Klinik des Diabetes mellitus im Kindesalter. 4 Abb. 3 Tafeln. Berlin, 1932. 86 Seiten. Geb. = Abhandlungen aus der Kinderheilkunde, H. 30. **DM 24,–**

573 **J.K. Friedjung**
Erlebte Kinderheilkunde. Wiesbaden, 1919. 86 Seiten. Br. **DM 18,–**

574 **J.K. Friedjung**
Die kindliche Sexualität und ihre Bedeutung für Erziehung und ärztliche Praxis. Berlin, 1923. 37 Seiten. Br. **DM 18,–**

575 **S. Friedmann**
Ueber die Sterblichkeit der Kinder im ersten Lebensjahre und die Mittel zu ihrer Verringerung. München, 1866. XVI, 160 Seiten. Br. N. a. Tb. **DM 60,–**

576 **E. Friedrich**
Der Abdominaltyphus der Kinder. Dresden, 1856. 102 Seiten. Br. Mit Widmung des Verfassers an Dr. Kittner. **DM 60,–**

577 –,– dass. ohne Widmung **DM 48,–**

578 **A. Fröhlich**
Gründliche Darstellung des Heilverfahrens in entzündlichen Fiebern überhaupt und insbesondere im Scharlache ... Wien, 1824. XXIV, 152 Seiten. Geb. Exlibris Notiz a. Vb. **DM 68,–**

579 **R. Fröhlich**
Die tuberkulösen Kinder und die Schule (Sammlung pädagogischer Vorträge, Bd. XIII, Heft V) Minden, o.J. 19 Seiten. Br. **DM 8,–**

580 **E.F. Frohbeen**
Ueber Ursachen der grossen Sterblichkeit der Kinder in ihrem ersten Lebensjahre und die Mittel derselben vorzubeugen. Dorpat, 1837. VI, 130 Seiten. Br. Leichte Wasserränder. **DM 75,–**

581 **A. Fuchs**
Sechs Vorträge über Kinderpflege für gebildete Mütter. Prag, 1872. 93 Seiten. Br. Umschlag beschädigt. **DM 48,–**

582 **C.F. Fuchs**
Die Bronchitis der Kinder. Leipzig, 1849. VI, 137 Seiten. Geb. **DM 50,–**

583 **L. Fürst**
Die intestinale Tuberkulose-Infektion. Mit besonderer Berücksichtigung des Kindesalters. Stuttgart, 1905. VII, 319 Seiten. Br. Umschl. an einer Stelle eingerissen. **DM 36,–**

584 **L. Fürst**
Die künstliche Ernährung des Kindes im ersten Lebensjahre. 11 Abb. Leipzig, 1870. X, 74 Seiten. Br. **DM 40,–**

585 **L. Fürst**
Die Prophylaxis (Verhütung) der Kinderkrankheiten. 1. – 5. Tsd. Berlin, o.J. 102 Seiten. Pappbd. Eckstein's Med. Hausbibliothek, Bd. 1. **DM 18,–**

586 **C. Fürst**
Die Vorkehrungen zur Erreichung der Asepsis bei Geburten. Stuttgart, 1890. IV, 69 Seiten. Br. **DM 13,–**

587 **Fuhrmann**
Die Rieselfelder im Norden von Berlin. Die Entdeckung der Milchfäulniss und ihre Beziehungen zur Kindersterblichkeit. Zweiter unveränderter Abdruck. Berlin, 1883. 68 Seiten, 3 Tafeln. Geb. Gestempelt. Notizen a. Tb. **DM 68,–**

588 **R. Gädeke**
Der Unfall im Kindesalter. Stuttgart, 1962. 29 Abb., 19 Tabellen. VIII, 63 Seiten. Br. (Schriftenreihe aus dem Gebiete des öffentl. Gesundheitswesens, Heft 15) **DM 8,–**

589 **A.K. Geddes**
Premature Babies. Philadelphia/London, 1960. VII, 215 Seiten. Abb. Ld. **DM 15,–**

590 **N. Gerber**
Zur Ernährung der Kinder und die Kindernahrungsmittel. München, 1876. 30 Seiten. Br. **DM 36,–**

591 **N. Gerber**
Zur Ernährung der Kinder und die Kindernahrungsmittel. Bern, 1876. 19 Seiten. Br. **DM 30,–**

592 **C. Gerhardt**
Lehrbuch der Kinderkrankheiten. Tübingen, 1861. XII, 501 Seiten. Geb. **DM 120,–**

593 –,– dass. Zweite vollständig umgearbeitete Auflage. 43 Holzschnitte, 1 Tafel. Tübingen, 1871. XV, 656 Seiten. Geb. Leicht stockfleckig. **DM 100,–**

594 –,– dass. Dritte verbesserte und vermehrte Auflage. 45 Holzschnitte. Tübingen, 1874. XIV, 732 Seiten. Ln. **DM 80,–**

595 –,– dass. Vierte verbesserte und vermehrte Auflage. 45 Holzschnitte. Tübingen, 1881. XIV, 785 Seiten. Hld. **DM 80,–**

596 **Geschlechtskrankheiten bei Kindern.**
Hrsg. von A. Buschke/M. Gumpert. 10 Abb. Berlin, 1926. 108 Seiten. Br. **DM 5,–**

597 **A. Gesell/F.L. Ilg**
Säugling und Kleinkind in der Kultur der Gegenwart. In Zusammenarbeit mit J. Learned und L.O. Ames. Ins Deutsche übersetzt von J. Bargmann – Heckenbach. 6. Auflage. Bad Nauheim, 1967. XII, 380 Seiten. Ln. **DM 38,–**

598 **Ch. Girtanner**
Abhandlung über die Krankheiten der Kinder und über die physische Erziehung derselben. Berlin, 1794. XVI, 432 Seiten. Geb. **DM 320,–**

599 **E. Glanzmann**
Einführung in die Kinderheilkunde, Bd. 1. 72 Abb. Wien, 1939. VII, 512 Seiten. Ln. Mehrfach gestempelt. **DM 15,–**

600 **E. Glanzmann**
Einführung in die Kinderheilkunde, Bd. 2. 184 Abb. Wien, 1943. V, 391 Seiten. Geb. Gestempelt. **DM 15,–**

601 –,– dass. 3., verbesserte und vermehrte Auflage. 287 Abb. Wien, 1949. XIII, 986 Seiten. Geb. **DM 38,–**

602 **J. Glaser**
Allergy in Childhood. Springfield, 1956. XXII, 529 Seiten. Abb. Ld. **DM 24,–**

603 **F. Godart/A. Kirchner**
La Diphtérie en Belgique. Brüssel, 1892. 184 Seiten, Tafeln. Br. Mit Widmung des Verfassers. **DM 46,–**

604 **H. Gögl**
Pathologisch-anatomische Untersuchungen über Leberzirrhose bei Säuglingen und Kleinkindern (infantile Leberzirrhose) mit endemischer Häufung. 29 Abb. = Wiener Beiträge zur Kinderheilkunde, Bd. 1. Wien, 1947. 155 Seiten. Hln. **DM 15,–**

605 **L.A. Gölis**
Praktische Abhandlungen über die vorzüglicheren Krankheiten des kindlichen Alters. 2 Bände.
Band 1: Von der hitzigen Gehirnhöhlen-Wassersucht. Wien, 1815. X, 307 Seiten.
Band 2: Von einem chronischen Wasserkopfe und von den verschiedenen Arten des äußern Wasserkopfes.. Wien, 1818. VIII, 242 Seiten. Geb. **DM 480,–**

606 –,– dass. Zweyte vermehrte Auflage. 2 Bd. in 1. Wien, 1820 – 1824. XII, 312; X, 258 Seiten. Geb. und Br. **DM 320,–**

607 **G. Göllnitz**
Die Bedeutung der frühkindlichen Hirnschädigung für die Kinderpsychiatrie. 76 Abb. 3 Tafeln. Leipzig, 1954. VIII, 149 Seiten. Ln. **DM 18,–**

608 **F. Göppert/L. Langstein**
Prophylaxe und Therapie der Kinderkrankheiten. 37 Abb. Berlin, 1920. XXI, 607 Seiten. Br. **DM 38,–**

609 **J.M. Götz**
Die Pflege und Behandlung des gesunden und kranken Kindes während der ersten Lebensperioden. 3. Auflage. Neu bearbeitet von F. Lihazik. Wien, 1867. VIII, 384 Seiten. Hln. Gestempelt. Exlibris. **DM 48,–**

610 **E. Gohrbandt**
Chirurgische Fragen der Kinderheilkunde in der Praxis. 2. erweiterte Auflage. Stuttgart, 1942. 67 Seiten. Br. (Beihefte zum Archiv für Kinderheilkunde, Heft 8) **DM 8,–**

611 **H. Goldammer**
Das Buch vom Kinde – Das Kind in den drei ersten Lebensjahren. Berlin, 1882. 479 Seiten. Br. **DM 28,–**

612 **J.F. Goodhart**
The Diseases of Children. Third edition. London, 1888. XIV, 718 Seiten. Ld. **DM 38,–**

613 **E.H. Greenhow**
On Diphtheria. London, 1860. XII, 274, 16 (Anzeigen) Seiten. Ln. **DM 80,–**

614 **J. Haarer**
Unsere kleinen Kinder. 6. Aufl. 50 Abb. München, Berlin 1940. 273 Seiten. Ln. **DM 8,–**

615 **A. Haberda**
Die fötalen Kreislaufwege des Neugeborenen und ihre Veränderungen nach der Geburt. 3 lithogr. Tafeln. Wien, 1896. 112 Seiten. Br. 1. Umschl.-Seite gest. **DM 28,–**

616 **P. v. Hagen**
Der torpide Croup, die gefahrvollste Art der häutigen Bräune ... mit Zusätzen ... von L.A. Kraus. Göttingen, 1835. XVI, 220 Seiten. Ppbd. Leicht stockfleckig.
DM 96,–

617 **E. Hagenbach-Burckhardt**
Ueber Krankheitsursachen im Kindesalter. Zwei populäre Vorträge. Basel, 1872. 43 Seiten. Br. Ohne Umschlag. Tb. gest.
DM 36,–

618 **P. Hampeln**
Das Kinderkrankenhaus. Berlin, 1883. 28 Seiten. Br. Umschlag beschädigt.
DM 25,–

619 **Handbuch der Anatomie des Kindes.**
Hrsg. v. K. Peter, G. Wetzel, F. Heiderich. 2 Bde. Geb. Gestempelt. Mit div. Abb. München, 1938. XVI, 880 Seiten, X, 928 Seiten. **DM 420,–**

620 **Handbuch der Kinderheilkunde.** Hrsg. von M. Pfaundler und A. Schlossmann. 1. Auflage. kplt. (2 Bände in 4) Leipzig, 1906. Hldr. Rücken mit Goldprägung. Exlibris. **DM 200,–**

621 –,– dass. 2. Auflage. kplt. (4 Bände und 2 Erg.-Bände) Leipzig, 1910 – 1912. Hldr. Rücken mit Goldprägung.
DM 280,–

622 –,– dass. Einzelbände
Band 1, 2, 3. 1. Erg.-Band (Spitzky, Lange Chirurgie und Orthopädie) Geb.
je **DM 40,–**

623 –,– dass. 3. Auflage. kplt. (9 Bände) Leipzig, 1923 – 1930. Geb. **DM 380,–**

–,– dass. Einzelbände

624 Bd. 5: Nadoleczny, Sprach- und Stimmstörungen. Geb. **DM 50,–**

625 Bd. 6: Gilbert, Augenerkrankungen. Geb. **DM 40,–**

626 Bd. 7: Alexander, Ohrenkrankheiten. Geb. **DM 40,–**

627 Bd. 8: Spitzky, Lange, Orthopädie. Geb. **DM 70,–**

628 Bd. 9: Drachter-Gossmann, Chirurgie. Geb. **DM 90,–**

629 –,– dass. 4. Auflage. Band 1 – 4. Berlin, 1931. Hldr. z.Tl. mehrfach gestempelt. je **DM 40,–**

630 Bd. 10: (Hautkrankheiten) Berlin, 1935. Hldr. mehrfach gestempelt. **DM 40,–**

631 Ergänzungswerk, Bd. 1. Berlin, 1942. Hldr. **DM 60,–**

632 Bd. 1, 3, 4, 10 Br. Umschläge z. Tl. beschädigt. je **DM 20,–**

633 **Handbuch der Kinderkrankheiten.** Hrsg. von C. Gerhardt. 6 Bände und Nachträge I, II.. (ohne Bd. 3, Teil 1 und Bd.5 Teil 2/2 Seite 305 – 382) Tübingen, 1877 – 1887. Geb. (nicht einheitlich)
DM 800,–

–,– dass. Einzelbände

634 Band 1: Allgemeiner Teil. 56 Holzschnitte. Tübingen, 1877. X, 699 Seiten. Geb.
DM 80,–

635 Band 1: Geschichte der Kinderkrankheiten. Anatomie und Physiologie (1. Theil) Hygiene des Kindesalters (2. Theil). 2., umgearbeitete und vermehrte Auflage. 68, 39 Holzschnitte. Tübingen, 1881 – 1882. VIII, 498; X, 659 Seiten. Geb. Gestempelt.
DM 160,–

636 Band 2: Krankheiten der Neugeborenen. Allgemeinerkrankungen. 1. Theil (akute Infectionskrankheiten). 11 Holzschnitte. Tübingen, 1877. XII, 816 Seiten. Geb. **DM 80,–**

Handbuch der Kinderkrankheiten.

637 Band 4, Abt. 1: Die Krankheiten der Kreislauforgane. 22 Holzschnitte. Tübingen, 1878. X, 404 Seiten. Geb. **DM 60,–**

638 Band 4, Abt. 2: Die Krankheiten der Verdauungsorgane. 8 Holzschnitte. Tübingen, 1880. XII, 928 Seiten. **DM 90,–**

639 Band 5, Abt. 1: Die Krankheiten des Nervensystems. Tübingen, 1880. VIII, 424; 726 Seiten. Geb. **DM 120,–**

640 Band 6, Abt. 2: Die Chirurgischen Erkrankungen II. 72 Holzschnitte. Tübingen. 1880. X, 790 Seiten. Geb. Mehrfach gestempelt. **DM 80,–**

641 **Handbuch der Kinderkrankheiten.** Hrsg. v. A. Schnitzer u. B. Wolff. 2 Bände in einem. Hldr. Leicht stockfleckig. Leipzig, 1843. X (verheftet), 503 Seiten; VIII, 743 Seiten. **DM 160,–**

642 –,– In 2 Bdn. Geb. Exlibris a. 2. Umschl. Seite. Leicht stockfleckig. **DM 160,–**

643 **G.-A. v. Harnack**
Nervöse Verhaltensstörungen beim Schulkind. 15 Abb. Stuttgart, 1958. 92 Seiten. Br. **DM 8,–**

644 **G.-A. v. Harnack**
Pädiatrische Dosistabellen. Stuttgart, 1967. XIV, 150 Seiten. Br. **DM 5,–**

645 **J.F. Hartigan**
The Lock-Jaw of Infants. (Trismus Nascentium) or nine day fits, crying spasms, etc. ... New York, 1884. 123 Seiten. Geb. Mit Anstreichungen im Text. Exlibris a. 2. Umschl.-Seite. **DM 42,–**

646 **H. Hartmann**
Gesunde Kinder. Das Lebenswerk Adalbert Czernys. Berlin, 1938. 328 Seiten. Ln. **DM 18,–**

647 **D. Haussmann**
Die Bindehautinfection der Neugeborenen. Stuttgart, 1882. 175 Seiten. Br. Umschlag leicht beschädigt. **DM 24,–**

648 **W. Heck**
Die Klinik der congenitalen Angiocardiopathien im Säuglings- und Kleinkindesalter. Mit einem Geleitwort von H. Kleinschmidt. 81 Abb. Stuttgart, 1955. XII, 128 Seiten. Geb. Vb. gest. **DM 18,–**

649 **A.F. Hecker**
Die Kunst, unsere Kinder zu gesunden Staatsbürgern zu erziehen und ihre gewöhnlichsten Krankheiten zu heilen. Erfurt, 1805. XVI, 874 Seiten. 8°. Hldr. Exlibiris auf 2. Umschl.-Seite. Einband mit unbedeutenden Altersspuren. **DM 300,–**

650 **J.F.C. Hecker**
Kinderfahrten. Eine historisch-pathologische Skizze. Berlin, 1845. 32 Seiten. Ppbd. Schwache Wasserränder. **DM 60,–**

651 **R. Hecker/J. Trumpp**
Atlas und Grundriss der Kinderheilkunde. 2 Bände. 48 Tafeln. 144 Abb. Geb. München, 1905. XXII, 258 (I); Seite 259 – 482 (II). = Lehmann's medizinische Handatlanten, Bd. XXXII. **DM 60,–**

652 **J. v. Heine**
Spinale Kinderlähmung. Zweite umgearbeitete und vermehrte Auflage. Mit 14 lithographirten Tafeln. Stuttgart, 1860. VIII, 204 Seiten. Br. Papierumschlag. Leicht stockfleckig. **DM 65,–**

653 **Th. Heller**
Psychasthenische Kinder. Langensalza, 1907. 14 Seiten. Br. = Beiträge zur Kinderforschung und Heilerziehung, Heft XXIX. **DM 15,–**

654 **E. Helmreich**
Die akuten Infektionskrankheiten des Kindesalters. Wien, Berlin, 1934. 140 Seiten. Br. = Bücher der ärztlichen Praxis, 38. **DM 8,–**

655 **E. Helmreich**
Der Kraftwechsel des Kindes. Mit einem Vorwort v. C. Pirquet. 21 Abb. 18 Tab. Wien, 1927. VI, 113 Seiten. Br.
DM 10,–

656 **E. Helmreich**
Der Rheumatismus im Kindesalter und seine Behandlung. Stuttgart, 1935. 64 Seiten. Br. Tb. u. 1. Umschl.-Seite gest. =Beihefte zum Archiv für Kinderheilkunde, 6. Heft. **DM 12,–**

657 **A. Henke**
Handbuch zur Erkenntniss und Heilung der Kinderkrankheiten. Frankfurt am Mayn. 1809. XII, 513 Seiten. Ppbd. N. a. 2. Umschl.-Seite. Hs. Notizen im Text. Leicht wurmstichig. **DM 340,–**

658 –,– Dritte neu durchgesehene und verbesserte Ausgabe. 2 Bde. in einem. Frankfurt am Main, 1821. XII, 3 Bl., 476 Seiten; 295 Seiten. Ppbd. N. a. Vb.
DM 280,–

659 –,– dass. Wien, 1830. XVI, 480 Seiten. Geb. **DM 280,–**

660 –,– Vierte neu durchgesehene und verbesserte rechtmässige Ausgabe. 2 Bde. in einem. Frankfurt am Main, 1837. XII, 3 Bl., 380 Seiten; 229 Seiten. Geb. N. a. Tb. Tb. gest. **DM 220,–**

661 **K. Hennig**
Lehrbuch der Krankheiten des Kindes in seinen verschiedenen Altersstufen. Leipzig, 1855. XXVI, 464 Seiten. Geb. N. a. Tb. **DM 200,–**

662 **C. Hennig**
Lehrbuch der Krankheiten des Kindes in seinen verschiedenen Altersstufen. 2. verbesserte Auflage. Leipzig, Heidelberg, 1859. XXVI, 473 Seiten. Hld. 2 x Geb. **DM 160,–**

663 **C. Hennig**
Lehrbuch der Krankheiten des Kindes in seinen verschiedenen Alterstufen. 3. verbesserte Auflage. 3 Tafeln. Leipzig, Heidelberg, 1864. XXXII, 528 Seiten. Geb. Leicht stockfleckig.
DM 140,–

664 **E. Henoch**
Beiträge zur Kinderheilkunde. Berlin, 1861. VIII, 213 Seiten. 30 Seiten Verlagsanzeigen. Br. N. a. Tb. Leicht stockfleckig. **DM 120,–**

665 –,– Neue Folge. Berlin, 1868. X, 424 Seiten. Geb. **DM 120,–**

666 **E. Henoch**
Vorlesungen über Kinderkrankheiten. Berlin, 1881. VIII, 751 Seiten. Hldr.
DM 240,–

667 –,– Dritte vermehrte Auflage. Berlin, 1887. XII, 852 Seiten. Hldr.
DM 100,–

668 –,– Vierte Aufl. Berlin, 1889. X, 870 Seiten. Hldr. Rücken leicht beschädigt.
DM 100,–

669 –,– Sechste Aufl. Berlin, 1892. XII, 888 Seiten. Hldr. **DM 80,–**

670 –,– Achte Aufl. Berlin, 1895. XII, 883 Seiten. Hldr. **DM 60,–**

671 –,– 11. Aufl. Berlin, 1903. XVI, 923 Seiten. Hldr. Rücken fehlt. Tb. gest.
DM 40,–

672 **Herrenschneider**
Ein Beitrag zur causalen Behandlung des Kindbettfiebers. Strassburg, 1896. 28 Seiten. Br. 1. Umschl.-Seite gest.
DM 15,–

673 **Ch. Ph. Herwig**
Wahre Beschreibung zweyer aneinander gewachsener Kinder. Frankfurt/Leipzig, 1772. 48 Seiten, 1 Kupfertafel. Br. Umschlag beschädigt. **DM 86,–**

674 **S. Herzfeld**
Die Krankheiten des Kindesalters ... Wien, 1869. X, 225 Seiten. Geb. Leicht stockfleckig. Gestempelt. **DM 68,–**

675 **H. Herzog/K. Schiller**
Das Kind. Anleitungen zur rationellen physischen Erziehungsweise ...Pest. Wien, Leipzig, 1868. VII, 159 Seiten, 144 Seiten. Br. Rücken leicht beschädigt. =Deutsche Frauenwelt, Bd. 2.
DM 36,–

676 **C.G. Hesse**
Ueber das nächtliche Aufschrecken der Kinder im Schlafe und die psychisch-gerichtliche Bedeutung des Aufschrekkens in den späteren Lebensaltern. Altenburg, 1845. IV, 148 Seiten. Geb. N. a. Tb. **DM 140,–**

677 **O. Heubner**
Die experimentelle Diphtherie. Leipzig, 1883. IV, 60 Seiten. 1 Tafel. Br.
DM 48,–

678 **O. Heubner**
Klinische Studien über die Behandlung der Diphtherie mit dem Behringschen Heilserum. Leipzig, 1895. 124 Seiten. 2 Tafeln. Br. **DM 40,–**

679 **O. Heubner**
Lehrbuch der Kinderheilkunde. 2. Auflage. In zwei Bänden. Leipzig, 1906. 47 Abb. VIII, 719 Seiten; 30 Abb. VII, 568 Seiten. Hldr. **DM 140,–**

680 –,– 3. umgearbeitete Auflage. In zwei Bänden. Leipzig, 1911. 43 Abb. VIII, 746 Seiten; 24 Abb. VII, 602 Seiten.
DM 120,–

681 **O. Heubner**
Reden und Abhandlungen aus dem Gebiete der Kinderheilkunde. 3 Tafeln. Leipzig, 1912. 208 Seiten. Br. Tb. gestempelt. **DM 58,–**

682 **O. Heubner**
Ueber chronische Nephritis und Albuminurie im Kindesalter. Berlin, 1897. 70 Seiten. Geb. Mehrfach gestempelt.
DM 46,–

683 **Heyfelder**
Beobachtungen über die Krankheiten der Neugebornen. Leipzig, 1825. VI, 97 Seiten. Geb. **DM 95,–**

684 –,– dass. Br. Leichter Wasserschaden.
DM 80,–

685 **J. Hinterberger**
Beobachtungen über den Scharlach mit Entzündung des Rückenmarkes, des Herzens, der Aorta, der Hohladern usw. Linz, 1833. IV, 42 Seiten. Br.
DM 75,–

686 **J. Hirsch**
Die Diphtherie und ihre erfolgreiche Behandlung. Leipzig, 1891. 35 Seiten. Br. Name auf dem Umschlag.
DM 18,–

687 **M. Hirsch-Müller**
Die Wirkung einiger Analeptica auf die Atmung der Frühgeborenen. Dissertation. Rorschach, 1949. 39 Seiten, Kurven und Tabellen. Br. **DM 15,–**

688 **G. Hirth**
Ideen zu einer Enquête über die Unersetzlichkeit der Mutterbrust. München, 1900. 4 Bl., 64 Seiten. Br. **DM 38,–**

689 **C. Hochsinger**
Die Auscultation des kindlichen Herzens. Wien, 1890. X, 194 Seiten. Br. Mit hs. Widm. d. Verf. a. Tb. = Beiträge zur Kinderheilkunde aus dem I. öffentl. Kinderkrankeninstitute in Wien, II. Heft. **DM 48,–**

690 **C. Hochsinger**
Die Auscultation des kindlichen Herzens. Wien, 1890. X, 194 Seiten. Geb. Mehrfach gestempelt. = Beiträge zur Kinderheilkunde aus dem I. öff. Kinderkrankeninstitute in Wien, II. Heft) **DM 42,–**

691 **C.M. Hoefft**
Sichere Heilung der Diphtheritis. Festgruß an die Ärzte der Naturforscher-Versammlung 1876 in Hamburg. Hamburg, 1876. 21 Seiten. Br. **DM 20,–**

692 **H. Hölder**
Medicinische Hand-Bibliothek für praktische Aerzte und Studirende. 1. Band: Lehrbuch der Kinder-Krankheiten. Stuttgart, 1849. X, 469 Seiten. Hld. **DM 100,–**

693 **G.F. Hoere**
Ueber die äussere und innere Schädelblutgeschwulst neugeborner Kinder. Mit beigefügten Beobachtungen über Knochen-Risse. Nebst A.E. v. Siebold's Erfahrungen und Heilmethode. ... 2 Abb. Frankfurt a.M., 1825. 55 Seiten. Geb. N. a. Tb. Leicht stockfleckig. **DM 150,–**

694 **D. Hoffmann**
Annotationes medicae ad hypotheses goveyanas, de generatione foetus ejusque partu tum naturali tum violento; quibus praemissa est dissertatio epistolica de utilitate peregrinationis gallicanae ... Francofurti ad Moenum, 1719. 7 Bl., 316 Seiten. Ldr. Gest. 8°. Tb. ausgebessert. **DM 220,–**

695 **K. Hofmeier**
The Therapie der übertragbaren Kinderlähmung. 7 Abb., 4 Tabellen. Stuttgart, 1949. 112 Seiten. Br. **DM 5,–**

696 **M. Hofmeier**
Die Gelbsucht der Neugeborenen. Mit 1 Kurventafel. Stuttgart, 1882. 69 Seiten. Br. **DM 14,–**

697 **T. Holmes**
The Surgical Treatment of the Diseases of Infancy and Childhood. London, 1868. XXV, 648 Seiten. Geb. Exlibris. **DM 140,–**

698 **T. Holmes**
Thérapeutique des maladies chirurgicales des enfants. Ouvrage traduit sur la seconde édition et annoté sous les yeux de l'auteur. 330 figures. Paris, 1870. XXXVI, 917 Seiten. Ppbd. Rücken leicht geschabt. Leicht stockfleckig. **DM 120,–**

699 **L.E. Holt**
The care and feeding of children. New York, 1894. 66 Seiten. Geb. N. a. Vb. **DM 24,–**

700 **L.E. Holt**
The Diseases of Infancy and Childhood. 204 illus. London, 1899. XVII, 1117 Seiten. Hld. **DM 60,–**

701 **Holt's Diseases of Infancy and Childhood,** revised by L.E. Holt, jr./ R. McIntosh. Eleventh Edition. New York/London, 1939. XXIII, 1421 Seiten. Abb., Ln. Mehrfach gestempelt.
DM 40,–

702 **A. Homburger**
Vorlesungen über Psychopathologie des Kindesalters. Darstadt, 1967. Nachdruck der Ausgabe Berlin 1926. XX, 852 Seiten. Ln. **DM 94,40**

703 **P. Hood**
Practical Observations on the Diseases most fatal to Children. London, 1845. XVII, 231 Seiten. Geb. **DM 75,–**

704 **A. Hottinger**
Über die Aufzucht frühgeborener Kinder im Basler Kinderspital und deren Ergebnisse von 1922 bis 1927. 51 Abb., 50 Tabellen. Berlin, 1928. 136 Seiten. Geb. = Abhandlungen aus der Kinderheilkunde, H. 20. **DM 25,–**

705 **A. v. Hüttenbrenner**
Lehrbuch der Kinderheilkunde. Wien, 1876. XI, 600 Seiten. Geb. N. a. Vb.
DM 140,–

706 –,– Zweite vermehrte und verbesserte Auflage. Wien, 1888. XIV, 786 Seiten. Br. **DM 80,–**

707 **C.W. Hufeland**
Bemerkungen über die natürlichen und inoculirten Blattern, verschiedene Kinderkrankheiten, und sowohl medizinische als diätetische Behandlung der Kinder. Dritte, sehr vermehrte Auflage. Berlin, 1798. XVI, 504 Seiten. Ppbd. Geschabt. N. a. Vb. Leicht stockfleckig. 8°. **DM 240,–**

708 **C.W. Hufeland**
Erinnerung an alle Mütter denen die Gesundheit ihrer Kinder am Herzen liegt über einige wichtige Punkte der Behandlung der Kinder in den ersten Jahren ihres Lebens. Bielefeld, 1793. 32 Seiten. Hs. Notizen am Schluß des Werkes. Br.
DM 80,–

709 **C.W. Hufeland**
Guter Rath an Mütter über die wichtigsten Punkte der physischen Erziehung der Kinder in den ersten Jahren. Zweyte verbesserte und mit einem Anhange und Kupfern vermehrte Auflage. Berlin, 1806. 3 Bl., 130 Seiten. 2 Tafeln im Anhang. Ppbd. 8°. N. a. Tb. **DM 190,–**

710 **M.A. Husson**
Discours sur la mortalité des jeunes enfants. Paris, 1866. 27 Seiten. Br.
DM 36,–

711 **V. Hutinel**
Les maladies des enfants. Bd. 1 – 5. Paris, 1909. Geb. Mit zahlreichen Abb. Hs. Widm. d. Verf. a. Tb. **DM 480,–**

712 **S. Icard**
L'alimentation des nouveau-nés ... 60 figures. Paris, 1894. XXVIII, 327 Seiten. Geb. Tb. gest. **DM 25,–**

713 **A. Jacobi**
Therapeutics of infancy and childhood. Third edition. Philadelphia & London, 1903. XVII, 560 Seiten. Geb.
DM 36,–

714 **A. Jacobi/O. Reunert**
Therapie des Säuglings- und Kindesalters. Autorisirte deutsche Ausgabe der zweiten Auflage.von O. Reunert. Berlin, 1898. XII, 477 Seiten. Geb.
DM 24,–

715 **E. Jacquemet**
Les Maladies de la première enfance Avec figures. Paris, 1892. 175 Seiten. Br. Petite Bibliothèque médicale.
DM 20,–

716 **F. Jahn**
Neues System der Kinderkrankheiten nach Brownischen Grundsätzen und Erfahrung ausgearbeitet. Arnstadt und Rudolstadt, 1803, 12 Bl., 472 Seiten. Ppbd. 8°. Rücken leicht beschädigt. Einband etwas wurmstichig. Leicht stockfleckig. **DM 180,–**

717 –,– neue, durchaus umgearbeitete Auflage. Rudolstadt, 1807. XVI, 622 Seiten. Ppbd. 8°. Hs. Ex Libris-Vermerk a. Vb. Leicht stockfleckig. **DM 160,–**

718 **M.-E. Janetzke**
Akzidentelle Nikotinvergiftung im Kindesalter und bei Jugendlichen. Dissertation. Berlin, 1971. XXI, 69 Seiten. Br. **DM 15,–**

719 **L. Jankau**
Taschenbuch der Kinderärzte. 3. umgearbeitete u. vermehrte Auflage. Mit 4 Tabellen. Eberswalde b. Berlin, 1909. XV, 335 Seiten. Geb. **DM 15,–**

720 **R.T. v. Jaschke**
Physiologie, Pflege und Ernährung des Neugeborenen einschließlich der Ernährungsstörungen der Brustkinder in der Neugeburtszeit. 94 Abb. Wiesbaden, 1917. XIII, 480 Seiten. Geb. N. a. Tb. Tb. gest. = Deutsche Frauenheilkunde ... hrsg. v. E. Opitz. 3. Bd. **DM 36,–**

721 **E.J. Jents**
Oto-Rhino-Laryngologie im Kindesalters einschließlich der Endoskopie. 43 Abb. Wien, 1949. XIV, 326 Seiten. Ln. **DM 20,–**

722 **E. Jessen**
Zahnpflege im Kindesalter. 2. verb. Aufl. Leipzig, Berlin, 1907. 16 Seiten. Br. Hs. Widm. a. 1. Umschl.-Seite. **DM 10,–**

723 **E. Jörg**
Die Foetuslunge im geborenen Kinde ... Mit einer Kupfertafel. Grimma, 1835. XVI, 256 Seiten. Ppbd. Leicht stockfleckig. **DM 78,–**

724 **J.Ch.G. Jörg**
Handbuch zum Erkennen und Heilen der Kinderkrankheiten. Leipzig, 1826. XVIII, 976 Seiten. Geb. Stockfleckig. **DM 420,–**

725 **M. Joseph/C. Dawbarn**
Measurement of the Facies. A study in Down's Syndrome. With a statistical help of M.J.R. Healy. Foreword by E. Slater. o.O., 1970. XII, 114 Seiten. Ln. = S.I.M.P. Research Monograph No. 3. **DM 18,–**

726 **A. Jurasz**
Das systolische Hirngeräusch der Kinder. Heidelberg, 1877. VI, 96 Seiten. Br. **DM 32,–**

727 **F. Karewski**
Die chirurgischen Krankheiten des Kindesalters. 325 Abb. Stuttgart, 1894. XII, 780 Seiten. Hld. Gestempelt. **DM 80,–**

728 –,– dass. Br. **DM 70,–**

729 **M. Kassowitz**
Alkoholismus im Kindesalter. Berlin, 1902. 32 Seiten. Br. Tb. gest. **DM 10,–**

730 **M. Kassowitz**
Wie steht es mit der Serumbehandlung der Diphtherie? Wien, 1895. 37 Seiten. Br. Umschlag beschädigt. **DM 10,–**

731 **W. Kaupe**
Der Säugling. Seine Ernährung und seine Pflege. Leipzig, 1907. IV, 111 Seiten. Geb. Tb. gest. N. a. Tb. (ANUG, Bd. 154) **DM 8,–**

732 **E. Kehrer**
Die Armlähmungen bei Neugeborenen. 20 Abb. Stuttgart, 1934. VII, 100 Seiten. Br. **DM 16,–**

733 **E. Kehrer**
Die intrakraniellen Blutungen bei Neugeborenen. 20 Abb. Stuttgart, 1939. VII, 79 Seiten. Geb. Tb. gest.
DM 16,–

734 **E. Key**
Das Jahrhundert des Kindes. Autor. Übertragung von F. Maro. Berlin, 1903. 5 Bl., 391 Seiten. Geb. **DM 28,–**

735 **H.F. Kilian**
Ueber den Kreislauf des Blutes im Kinde, welches noch nicht geathmet hat. Mit zehn lithographirten Tafeln. Karlsruhe, 1826. XXVII, 220 Seiten. Ppbd. 4°. Leicht stockfleckig. **DM 180,–**

736 **Der Kinder-Arzt oder faßlicher Unterricht über Erkennung, Verhütung und Heilung der Krankheiten des kindlichen Lebens.** 2. Auflage. Bearbeitet von Mitschein. Leipzig, 1850. VII, 285 Seiten. Br. **DM 36,–**

737 **Kinderheilkunde.** Hrsg. von H. Kleinschmidt. Wiesbaden, 1948. 243 Seiten. Br. = Naturforschung und Medizin in Deutschland, 1939 – 1946, Band 76)
DM 10,–

738 **Die Kindersterblichkeit in Württemberg.** Stuttgart, 1868. 23 Seiten. Br.
DM 25,–

739 **F.T. King**
Feeding and care of Baby. London, 1914. 12 Seiten. Br. **DM 5,–**

740 **K. Kjellgren**
Studien über die Entwicklung der Neurosen nach der Geburt, ihre Regeneration und die Asymmetrien ihrer Verteilung beim Menschen. Copenhagen, 1944. VIII, 171 Seiten. Br. Gestempelt, beschrieben. = Acta Psychiatrica et Neurologica, Suppl. XXIX. **DM 25,–**

741 **L. Kleinwächter**
Die Lehre von den Zwillingen. Prag, 1871. VII, 246 Seiten. Geb. **DM 54,–**

742 **H. Klencke**
Das kranke Kind... 5. Auflage. Neu bearbeitet und vermehrt von einem praktischen Arzt. Leipzig, 1801. VII, 396 Seiten. Br. **DM 18,–**

743 **K. Klinke**
Diagnose und Klinik der angeborenen Herzfehler. 44 Abb. Leipzig, 1950. 81 Seiten. Geb. Hs. Widmung des Verfassers a. Tb. **DM 18,–**

744 **C. Klohss**
Die Gehirnwassersucht der Kinder. Berlin, 1837. VIII, 266 Seiten. Geb. Exlibris
DM 60,–

745 **M. Klotz**
Die Bedeutung der Konstitution für die Säuglingsernährung. Würzburg, 1911. Seite 181 – 219. Br. = Würzburger Abhandlungen aus dem Gesamtgebiete der praktischen Medizin, XI. Bd. 9. Heft. **DM 15,–**

746 **L. Knapp**
Der Scheintod der Neugeborenen. Seine Geschichte, klinische und gerichtsärztliche Bedeutung. I. Geschichtlicher Theil. 9 Abb. Wien und Leipzig, 1898. IV, 163 Seiten. Br. 1. Umschl.-Seite gestempelt. **DM 48,–**

747 **H. Knauer**
Die Bluttransfusion im Kindesalter. Stuttgart, 1936. 33 Seiten. Br. = Beihefte zum Archiv für Kinderheilkunde, 7. Heft. **DM 5,–**

748 **T. Knebusch**
Vollständiges Taschenbuch bewährter Heilmethoden und Heilformen für Frauen- und Kinderkrankheiten, nebst einem Compendium der Pharmakodynamik für die Kinderkrankheiten. Erlangen, 1860. IV, 461 Seiten. Hldr. **DM 36,–**

749 –,– dass. Br. **DM 30,–**

750 **P.H. Koecher**
Klinische Diagnostik für den Kinderarzt. Mit einem Beitrag von H.W. Kirchhoff und einer Einführung von E. Rominger, 11 Abb. 26 Tabellen. Stuttgart, 1955. VIII, 167 Seiten. Ln. = Beihefte zum Archiv für Kinderheilkunde. Hrsg. E. Rominger. 29. Heft. **DM 15,–**

751 **K. König**
Die Contergan-Katastrophe. Die Frage nach dem verlorenen und wiederzufindenden Leben. Freiburg i. Br., 1963. 59 Seiten. Br. **DM 5,–**

752 **K. König**
Die ersten drei Jahre des Kindes. Stuttgart, 1957. 110 Seiten. Ln. **DM 10,–**

753 **E. Kormann**
Compendium der Kinderkrankheiten. Leipzig, 1873. VI, 316 Seiten. Geb. Leicht stockfleckig. **DM 28,–**

754 **J. Krabbe**
Die Kinderpflege in den Soolbädern. Hamburg, 1880. 66 Seiten. 1 Tabelle. Geb. Gestempelt. **DM 46,–**

755 **A.G.F. Krause**
Ueber die Dauer der Stillungsperiode. Leipzig, 1808. XVI, 68 Seiten. Br. N. a. 2. Umschl.-Seite. Leicht stockfleckig. **DM 68,–**

756 **Krüger-Hansen**
Normen für die Behandlung des Croups. Rostock und Güstrow, 1832. VIII, 102 Seiten. Br. Leicht stockfleckig. **DM 38,–**

757 **O. Kuestner**
Die typischen Verletzungen der Extremitaetenknochen des Kindes durch den Geburtshelfer. Halle a. S., 1877. 54 Seiten. Br. 1 Tafel im Anhang. Na. a. 1. Umschl.-Seite. **DM 60,–**

758 **L. Kuhne**
Kindererziehung. Separat-Abdruck aus der Zeitschrift "der Vegetarier". Leipzig, 1892. 3 Bl., 70 Seiten. Br. **DM 16,–**

759 **H. Lange-Cosack**
Spätschicksale atropischer Säuglinge. Zur Frage der Entstehung exogener Schwachsinnszustände. 5 Abb. 13 Tab. 4 Stammbäume. Leipzig, 1939. 69 Seiten. Br. Mit hs. Widmung der Verfasserin a. Tb. Gestempelt. **DM 24,–**

760 **J. Lange/M. Brückner**
Grundriss der Krankheiten des Kindesalters. Leipzig, 1896. VIII, 532 Seiten. Geb. N. a. Vb. u. Tb. Mit Anstreichungen im Text. Einband fleckig. **DM 18,–**

761 **L. Langstein**
Ernährung und Pflege des Säuglings. 9. veränderte Auflage. Berlin, 1930. 87 Seiten. Br. **DM 14,–**

762 **L. Langstein/L.F. Meyer**
Säuglingsernährung und Säuglingsstoffwechsel. 46 Abb. 2. u. 3. umgearbeitete und erweiterte Auflage. Wiesbaden, 1914. XII, 408 Seiten. Ln. **DM 18,–**

763 **J.-J. Lardier**
Du tétanos puerpéral consécutif à l'avortement et à l'accouchement. Deuxième édition. Paris, 1879. 59 Seiten. Br. **DM 44,–**

764 **R. Lederer**
Die Ernährung des Säuglings an der Brust. 3 Abb. Wien, 1926. IV, 107 Seiten. Br. **DM 8,–**

765 **R. Lederer**
Kinderheilkunde. 25 Abb. Berlin, 1924. VII, 160 Seiten. Br. = Konstitutionspathologie in den medizinischen Spezialwissenschaften, 1. Heft. **DM 16,–**

766 **P. Lefert**
La Pratique des Maladies des Enfants dans les Hopitaux de Paris. Paris, 1893. 285 Seiten. Ln. **DM 38,–**

767 **F. Lehmann**
Der Kinderarzt. 2. umgearbeitete Auflage. Stuttgart, 1948. 319 Seiten. Hln. **DM 5,–**

768 **F. Lehmann**
Das kranke Kind. 2., vermehrte und verbesserte Auflage. Hamburg, 1951. 392 Seiten. Ln. Einband fleckig. Beschr. **DM 10,–**

769 **H. Lehndorff**
Lehrbuch der Kinderkrankheiten. 3. vollkommen umgearbeitete Auflage. Wien, 1928. VIII, 329 Seiten. **DM 38,–**

770 **K.G. Lennander**
Om tracheotomi för croup jemte croupstatistik fran tre sjukhus i Stockholm. Upsala, 1887. VI, 195 Seiten. Br. 3 Tafeln im Anhang. Wasserränder. = Upsala Universitets Arsskrift 1888, Medicin I. **DM 32,–**

771 **A. Leroy**
Médecine maternelle ou l'art d'élever et de conserver les enfants, Seconde Edition. Paris, 1830. XXIV, 443 Seiten. Br. Mit Titelkupfer. **DM 420,–**

772 **A. Lesage**
Lehrbuch der Krankheiten des Säuglings. Übersetzt und mit Anmerkungen versehen v. R. Fischl. Leipzig, 1912. XX, 696 Seiten. Br. Umschlag beschädigt. **DM 34,–**

773 **A. Liebmann**
Stotternde Kinder. Berlin, 1903. 96 Seiten. Br. = Sammlung von Abhandlungen aus dem Gebiete der pädagogischen Psychologie und Physiologie, VI. Band, 2. Heft. **DM 32,–**

774 **J.R. Lichtenstädt**
Ueber die Ursachen der grossen Sterblichkeit der Kinder des ersten Lebensjahres. 2 Tabellen. St. Petersburg, 1837. XXXII, 111 Seiten. Br. **DM 80,–**

775 **E.L. Loebenstein Loebel**
Erkenntniss und Heilung der häutigen Bräune, des Millarschen Asthma und des Keuchhustens. Leipzig, 1811. VIII, 182 Seiten. Geb. **DM 78,–**

776 **J.E. Löbisch**
Allgemeine Anleitung zum Kinder-Krankenexamen. Wien, 1832. VIII, 82 Seiten. Geb. **DM 75,–**

777 **H. Löhlein**
Über das Verhalten des Herzens bei Schwangern und Wöchnerinnen. Stuttgart, 1876. 35 Seiten. Br. **DM 36,–**

778 **P. Londe**
La Médecine préventive du premier âge. Paris, 1911. IV, 320 Seiten. Geb. Hs. Widmung des Verfassers a. Tb.
DM 28,–

779 **R. Lotze**
Zwillinge. Oehringen, 1937. 176 Seiten. 101 Bilder. Ln. = Schriften des Deutschen Naturkundevereins, N. F., Band 6.
DM 36,–

780 **R.W. Lovett**
Lateral Curvature of the Spine and Round Shoulders. 154 illustrations. Philadelphia, 1907. IX, 188 Seiten. Geb.
DM 26,–

781 **W.P. Lucas**
The Non-Specificity of the Cyto-Findings in the Spinal Fluid in Various Meningeal Conditions, Especially in Children. Chicago, 1911. 8 Seiten. Br. Reprinted from the American Journal of Diseases of Children. March, 1911. Vol. 1. **DM 12,–**

782 **F. Lueddeckens**
Ein Beitrag zu einer sicheren Behandlung von Rachen-Diphtherie und Scharlach ohne Serum. 1 Titelbild. Leipzig, 1897. 47 Seiten. Br. **DM 24,–**

783 **F. Luithlen**
Die Zellgewebsverhärtungen der Neugeborenen ... Wien, 1902. VII, 78 Seiten. Br. Gestempelt. Einband ausgebessert. Mit Anstreichungen im Text.
DM 38,–

784 **F. Lust**
Diagnostik und Therapie der Kinderkrankheiten. 9. neu bearbeitete Auflage. Berlin und Wien, 1936. VII, 584 Seiten. Geb. **DM 10,–**

785 **F. Lust**
Diagnostik und Therapie der Kinderkrankheiten. 10., neu bearbeitete Auflage. Berlin und Wien, 1938. VII, 584 Seiten. Geb. **DM 10,–**

786 **Lust-Pfaundler**
Krankheiten des Kindesalters. 3. Auflage. Neudruck. Berlin, München und Wien, 1947. VIII, 592 Seiten. Geb. und Br. **DM 10,–**

787 **Lust-Pfaundler**
Krankheiten des Kindesalters. 6. neu bearbeitete Auflage von J. Husler. München, Berlin, 1950. 683 Seiten. Ln. **DM 14,–**

788 **Lust-Pfaundler-Husler**
Krankheiten des Kindesalters. 23. neu bearbeitete Auflage von H. Müller. München, Berlin, Wien, 1967. 654 Seiten. Geb. **DM 48,–**

789 **A. Lutz**
Die epidemische Diphtheritis und deren schnellste Heilung. Würzburg, 1870. VIII, 62 Seiten. Br. **DM 18,–**

790 **H. Mai/W. Meisner/H. Loebell/ P. Jordan**
Kurzes Lehrbuch der Kinderheilkunde. Augen-, Hals-, Nasen-, Ohren- und Hautkrankheiten. München, 1956. 822 Seiten. Ln. **DM 25,–**

791 **A. Mariottini**
La Malaria nei Bambini e nei Fanciulli. Pavia, 1899. 116 Seiten. Br. Titelblatt beschrieben und gestempelt. **DM 32,–**

792 **A. Martin/C. Ruge**
Ueber das Verhalten von Harn und Nieren der Neugeborenen. Mit 2 lithographirten Tafeln. Stuttgart, 1875. 50 Seiten. Br. Letzte Umschl.-Seite fehlt.
DM 26,–

793 **L.W. Mauthner**
Die Krankheiten des Gehirn's und des Rückenmark's bei Kindern. Durch Krankheitsfälle aus dem ersten Kinder-Spitale. Mit fünf nach der Natur gez. u. lith. Tafeln. Wien, 1844. X, 1 Bl., 446 Seiten, 1 Bl. (Colorierte Tafeln). Leicht stockfleckig. Schwache Wasserränder. Hs. Widm. a. Vb. Einband mit Goldprägung.
DM 280,–

794 –,– dto. mit nicht-colorierten Kupfern.
DM 240,–

795 **J.F. Mayer**
Die Kindes-Pflege wie auch die Erkenntnis und Behandlung der Kinder-Krankheiten mit Wasser. Gera/Leipzig, 1847. XV, 368 Seiten. Br. Gestempelt.
DM 86,–

796 **J.F. Meigs/W. Pepper**
A practical Treatise on the Diseases of Children. Sixth edition, revised and enlarged. London/Philadelphia, 1877. XV, 1012 Seiten. Ln. Mit Unterstreichungen. Einband leicht beschädigt.
DM 58,–

797 **F.L. Meissner**
Katechismus der Kinder-Krankheiten. Leipzig, 1853. VIII, 188 Seiten, 16 Abb. Ln. **DM 68,–**

798 **F.L. Meissner**
Die Kinderkrankheiten nach den neuesten Ansichten und Erfahrungen zum Unterricht für practische Aerzte. 2 Theile. Leipzig, 1828. XVI, 447; IV, 464 Seiten. Geb. Exlibris. **DM 380,–**

799 –,– dass. 2., ganz umgearbeitete und sehr vermehrte Auflage. Leipzig, 1838. VIII, 540; VI, 554 Seiten. Ln.
DM 320,–

800 –,– dass. 3. ganz umgearbeitete und sehr vermehrte Aufl. Leipzig,1844. VIII, 595; IV, 635 Seiten. Geb. **DM 300,–**

801 **F.L. Meissner**
Was hat das neunzehnte Jahrhundert für die Erkenntniss und Heilung der Kinderkrankheiten gethan? Zeitraum 1801 bis 1825. Leipzig, 1826. XIV, 402 Seiten. Ppbd. 8°. N. a. Vb. Exlibris = Meissner, F.L., Forschungen des Neunzehnten Jahrhunderts im Gebiete der Geburtshülfe ..., 3. Teil. **DM 68,–**

802 **H. v. Mettenheimer/F. Götzky/ F. Weihe**
Klinische Beobachtungen und Erfahrungen aus der Kinderklinik (Anniestiftung) in Frankfurt a. M. 12 Abb., 1 Tafel. Berlin, 1914. VI, 120 Seiten.
DM 18,–

803 **F.J. v. Mezler**
Sammlung auserlesener Abhandlungen über Kinder-Krankheiten. 9 Bändchen (in 3 Bänden) Prag, 1836 – 1841. Geb. Exlibris. **DM 480,–**

804 **F. v. Molitor**
Der Durchfall der Kinder und seine Behandlung. Breslau, 1861. 32 Seiten. Br. Gestempelt. **DM 38,–**

805 **Moncorvo**
De l'Asthme dans l'Enfance et de son Traitement. Paris, 1888. 154 Seiten. Br. Beschrieben. **DM 38,–**

806 **A. Money**
Treatment of Disease in Children. London, 1887. XIII, 560, 16 (Anzeigen) Seiten. Ln. Exlibris. **DM 48,–**

807 **M. Montessori**
Selbsttätige Erziehung im frühen Kindesalter. 22 Abb. 9. – 12. Tausend. Stuttgart, o.J., VIII, 347 Seiten. Ln. Gestempelt. **DM 28,–**

808 **A. Monti**
Kinderheilkunde in Einzeldarstellungen. Band 3. 5 Holzschnitte. Berlin/Wien, 1903. VII, 860 Seiten. Ln. **DM 68,–**

809 **A. Monti**
Ueber Croup und Diphtheritis im Kindesalter. 2., vermehrte und verbesserte Auflage. 21 Holzschnitte. Wien/Leipzig, 1884. VIII, 384 Seiten. Geb. **DM 48,–**

810 –,– dass. Br. **DM 40,–**

811 **P. Moreau**
Der Irrsinn im Kindesalter. Autorisirte deutsche Ausgabe von D. Galatti. Stuttgart, 1889. VII, 362 Seiten. Geb. Gestempelt. **DM 48,–**

812 **J.P. Moser**
Die Diphtheritis (brandige Halsbräune, Rachencroup) und ihre sicherste homöopathische Heilung. 2. Auflage. Hagen, 1886. 52 Seiten. Br. = Homöopathischer Hausschatz, Heft 2. **DM 24,–**

813 **P. Moser**
Ueber die Behandlung des Scharlachs mit einem Scharlach-Streptokokkenserum. 1 Tabelle, 42 Kurven. Berlin, 1903. 118 Seiten. **DM 15,–**

814 **S.A. Mükisch**
Beyträge zur Kenntniß des kindlichen Organismus. Wien, 1825. VIII, 316 Seiten. Ppbd. Exlibris. **DM 85,–**

815 **E. Müller**
Ernährung und Behandlung des Kindes. Stuttgart, 1936.,XII, 600 Seiten. Ln. Mit Widmung des Verfassers an Professor von Karas. **DM 25,–**

816 –,– dass. ohne Widmung, mehrfach gestempelt. **DM 14,–**

817 **E. Müller**
Ernährung und Behandlung des Kindes. 2. Auflage. Stuttgart, 1946.,XX, 817 Seiten. Hln. **DM 14,–**

818 **E. Müller**
Die spinale Kinderlähmung. 21 Abb., 2 Tafeln. Berlin, 1910. 170 Seiten. Geb. **DM 48,–**

819 –,– dass. Br. **DM 40,–**

820 **H. Müller**
Ueber den Nabelbruch mit einem neuen Vorschlage zu seiner Behandlung. Erlangen, 1841. VI, 67 Seiten. 27 Fig. auf 5 Blättern, Br. **DM 98,–**

821 **J. Mueller**
De respiratione Foetus commentatio physiologica (in Academia Borussica Rhenana Praemio Ornata). Lipsiae, 1823. XIV, 259 Seiten, 1 Tafel. Hldr. **DM 750,–**

822 **Mutter und Kind.**
Wie man heikle Gegenstände mit Kindern behandeln kann. Mit einem Vorworte von G. Sticker. 5. – 10. Tausend. Gießen, o.J., 44 Seiten. Geb. **DM 18,–**

823 **H. Naujoks**
Die Geburtsverletzungen des Kindes. 49 Abb. Stuttgart, 1934. VII, 132 Seiten. Br. Leicht stockfleckig. **DM 14,–**

824 **H. Nestle**
Ueber die Ernährung der Kinder. Vivis, 1873. 15 Seiten. Br. **DM 18,–**

825 **Neumann**
Ärztliche Ratschläge für junge Mütter und Kinderpflegerinnen über Ernährung und Pflege des Säuglings. Leobschütz, 1911. 33 Seiten. Br. **DM 18,–**

826 **H. Neumann**
Über die Behandlung der Kinderkrankheiten. 2. durchgesehene und erweiterte Auflage. Berlin, 1900. VII, 373 Seiten. Hld. N. a. Tb. **DM 14,–**

827 **R. Neurath**
Die Pubertät. Physiologie – Pathologie. 29 Abb. Wien, 1932. VI, 177 Seiten. Br. Mehrfach gestempelt. Umschlag leicht beschädigt. **DM 32,–**

828 **C.M. Nice/A.R.Margulis/L.G. Rigler**
Roentgen Diagnosis of Abdominal Tumors in Childhood. Springfield/Ill., 1957. VIII, 75 Seiten. Geb. **DM 18,–**

829 **A. Niemann**
Kompendium der Kinderheilkunde mit besonderer Berücksichtigung der Säuglingskrankheiten. Berlin, 1920. IX, 334 Seiten. Br. Tb. gest. **DM 28,–**

830 **E. Nobel/W. Kornfeld/A. Ronald/ R. Wagner**
Innere Sekretion und Konstitution im Kindesalter. 125 Abb., 15 Tab. Wien, 1937. IV, 352 Seiten. Hln. **DM 18,–**

831 **E. Nobel/C. Pirquet**
Kinderküche. Ein Kochbuch nach dem Nemsystem. Wien, 1927. V, 184 Seiten. Ln. **DM 16,–**

832 **E. Nobel/C. Pirquet/R. Wagner**
Die Ernährung gesunder und kranker Kinder. 2., völlig umgearbeitete Auflage. 78 Abb., 5 Tabellen. Wien, 1928. VI, 159 Seiten. Br. **DM 28,–**

833 **C. Noeggerath/L. Azone**
Leibesübungen im Kindesalter. 9 Kurven. Leipzig, 1927. 48 Seiten. Br. **DM 15,–**

834 **C. Noeggerath/A. Eckstein**
Die Urogenitalerkrankungen der Kinder. 54 Abb., 3 Tafeln. Leipzig, 1925. 245 Seiten. Br. **DM 32,–**

835 **W.P. Northrup**
Diphtheria. Jürgensen, T.v., Measles, Scarlatina, German Measles. Ed. with additions by W.P. Northrup. Translation from the German. Philadelphia and London, 1902. 672 Seiten, 22 Seiten Verlagsanzeigen. Geb. = Nothnagel's Encyclopedia of Practical Medicine. **DM 80,–**

836 **Notfalltherapie bei Kindern.**
45 Abb., 22 Tabellen. Basel/New York, 1962. 132 Seiten, Br. = Pädiatrische Fortbildungskurse für die Praxis, 3 - 4 **DM 16,–**

837 **J. Oehme**
Lues Connata. 51 Abb. Leipzig, 1956. V, 114 Seiten. Ln. St. a. Tb. = Abhandlungen aus dem Gebiete der praktischen Kinderheilkunde, Band 1. **DM 18,–**

838 **H. Oppenheim**
Nervenkrankheit und Lektüre. Nervenleiden und Erziehung. Die ersten Zeichen der Nervosität des Kindesalters. 3 Vorträge. 3. durchgesehene Auflage. Berlin, 1909. 111 Seiten. Br. **DM 24,–**

839 **Pädiatrie.** Ein Lehrbuch für Studierende und Ärzte. Hrsg. von H. Opitz/B. de Rudder. 527 Abb. Berlin/Göttingen/ Heidelberg, 1957. XVI, 1220 Seiten. Geb. **DM 78,–**

840 **H.A. Pagenstecher**
Ueber das Lufteinblasen zur Rettung scheintodter Neugeborner. Heidelberg, 1856. 51 Seiten. Br. Leicht stockfleckig. **DM 65,–**

841 **D. Palitzsch**
Cortisonfibel für die kinderärztliche Praxis. 33 Abb. München, 1964. VIII, 179 Seiten. Ln. **DM 22,–**

842 **A.H. Parmelee**
Management of the Newborn. 2. Auflage. Chicago, 1959. 368 Seiten. Abb. Ln. **DM 18,–**

843 **A. Pasqualli**
Trattato clinico e pratico delle Malattie dell' Infanzia e della Fanciullezza
1. Band: Casale, 1876. XXVI, 450 Seiten. Br.
2. Band: 2. Auflage. Casale, 1873. 701 Seiten. Br.
3. Band: 2. Auflage. Casale, 1873. 620 Seiten. Br. **DM 90,–**

844 **E.F. Patton**
Pediatric Index. A Guide to Symptomatological Diagnosis and Current Management. London, 1958. 639 Seiten. Geb. **DM 36,–**

845 **F. Pauli**
Der Croup. Mit einer lithographirten Tafel. Würzburg, 1865. XXIII, 184 Seiten. Br. Letzte Umschl.-Seite fehlt. Leicht stockfleckig. **DM 48,–**

846 **A. Peiper**
Chronik der Kinderheilkunde. 8 Abb. Leipzig, 1951. XI, 277 Seiten. Ln. **DM 32,–**

847 **A. Peiper**
Die Hirntätigkeit des Säuglings. 22 Abb. Berlin, 1928. 101 Seiten. Br. **DM 24,–**

848 **Pernice**
Ueber den Scheintod Neugeborener und dessen Behandlung durch electrische Reizungen. Danzig, 1863. 37 Seiten. Br. **DM 75,–**

849 **M. Pescatore**
Pflege und Ernährung des Säuglings. 6. Auflage, bearb. von L. Langstein. Berlin, 1917. 88 Seiten. Geb. **DM 5,–**

850 **M. Pfaundler/F. Lust**
Krankheiten des Kindesalters. 4. neubearbeitete Auflage. Wien, 1947. VIII, 603 Seiten. Hln. Einband gelockert. **DM 12,–**

851 **M. Pfaundler**
Körpermass-Studien an Kindern. 5 Fig., 8 Tafeln. Berlin, 1916. 148 Seiten. Br. **DM 36,–**

852 **M. v. Pfaundler**
Physiologie, Ernährung und Pflege des Neugeborenen einschliesslich des Lebensschwachen. 57 Abb. München, 1924. VIII, 297 Seiten. Geb. und Br. N. a. Tb. = Sonderausgabe aus "Döderlein, Handbuch der Geburtshilfe", Band 1, 2. Aufl. **DM 32,–**

853 **M. Pfaundler**
Physiologisches, Bacteriologisches und Klinisches über Lumbalpunctionen an Kindern (aus der Paediatrischen Klinik des Prof. Escherich in Graz). Wien und Leipzig, 1899. 120 Seiten. Br. = Beiträge zur klinischen Medicin und Chirurgie. Hrsg. R. Chrobak, E. Fuchs. etc. **DM 36,–**

854 **M. Pfaundler**
Ueber Stoffwechselstörungen bei magendarmkranken Säuglingen. Berlin, 1901. 89 Seiten. Br. Mit Widmung des Verfassers an Professor Baginsky. Tb. beschrieben. **DM 36,–**

855 **E. Pfeiffer**
Ueber Pflegekinder und Säuglingskrippen. Wiesbaden, 1884. 34 Seiten. Br. **DM 36,–**

856 **C. Pfeufer**
Der Scharlach, sein Wesen und seine Behandlung, mit besonderer Berücksichtigung des 1818 zu Bamberg herrschenden Scharlachs. Mit einem Titel-Kupfer. Bamberg und Würzburg, 1819. VI, 210 Seiten. 4 Bl. Br. **DM 60,–**

857 **P.A. Pieper**
Die Kinder-Praxis im Findelhause und in dem Hospitale für kranke Kinder zu Paris ... Göttingen, 1831. VIII, 349 Seiten. Ppbd. N. a. Vb. Mit hs. Not., Exlibris. **DM 160,–**

858 **J. Piringer**
Die Pflege der Neugebornen und kleinen Kinder. Graz, 1871. 196 Seiten. Ppbd. Leicht stockfleckig. Vorsatzblatt fehlt. **DM 48,–**

859 **J.J. v. Plenk**
Lehre von der Erkenntniß und Heilung der Kinderkrankheiten. Wien, 1807. 228 Seiten. 4 Bl. 1 Falttafel im Anhang. Hldr. Tb. m. ausgeb. Schaden. Bemalt. N. und Exlibris a. 2. Umschl.-Seite. Leicht stockfleckig. **DM 280,–**

860 **H. Pletzer**
Die künstliche Ernährung der Kinder. Bremen, 1878. 48 Seiten. Br. **DM 18,–**

861 **H. Ploß**
Das kleine Kind vom Tragbett bis zum ersten Schritt. Ueber das Legen, Tragen und Wiegen, Gehen, Stehen und Sitzen der kleinen Kinder bei den verschiedenen Völkern der Erde. Mit weit über hundert Abbildungen. Berlin, 1881. XII, 120 Seiten. Ppbd. Vb. gest. Leicht stockfleckig. **DM 75,–**

862 **J.V. Podlipský**
Bemerkungen über die körperliche Erziehung des Kindes in der ersten Periode. Wien, 1843. 32 Seiten. Ppbd. Gest. Dissertation. **DM 42,–**

863 **G. Poelchau**
Die wichtigsten chronischen Krankheiten des Schulkindes und die Mittel zu ihrer Bekämpfung. Berlin, 1914. 128 Seiten. Br. = Zwanglose Abhandlungen aus den Grenzgebieten der Pädagogik und Medizin, Heft 4. **DM 28,–**

864 **E. Poláček**
Parenteralflüssigkeitstherapie im Kindesalter. Theorie und Praxis. 23 Abb. Basel/New York, 1950. 166 Seiten. Br. N. a. Tb. **DM 22,–**

865 **L.M. Politzer**
Die Entstehung der Gefahr im Krankheitsverlaufe. Mit besonderer Berücksichtigung der Diagnose der Gefahr, ihrer Prophylaxe und Therapie. Wien, 1878. XX, 395 Seiten. **DM 48,–**

866 **J. Pollak**
Das Kind bis Ende des vierzehnten Lebensjahres. 2., vollständig umgearbeitete, verbesserte und vermehrte Auflage. Langensalza, 1909. 192 Seiten. Br. **DM 18,–**

867 **La Pratique des Maladies des Enfants.**
Band II: Maladies du Tube digestif. 118 Abb. Paris, 1910. 556 Seiten. Ln. Mehrfach gestempelt. **DM 24,–**

868 **La Pratique des Maladies des Enfants.**
Band V: Apert/Cruchet/Carrière: Maladies du tissu cellulaire, des os et des articulations, de la nutrition; maladies du système nerveux. 242 Abb. Paris, 1912. 812 Seiten. Ln. Mehrfach gestempelt. **DM 28,–**

869 **W. Prausnitz**
Physiologische und sozial-hygienische Studien über Säuglings-Ernährung und Säuglings-Sterblichkeit. Abb., Tabellen. München, 1902. 126 Seiten. Br. **DM 15,–**

870 **Praxis der Antibiotikatherapie im Kindesalter.** Hrsg. von Marget, W./M. Kienitz. 37 Abb., 50 Tabellen. 2. neubearbeitete und erweiterte Auflage. Stuttgart, 1966. XVI, 363 Seiten. Ln. **DM 24,–**

871 **E. Press**
Accidental Poisoning in Childhood. Evanston, 1956. XIV, 131 Seiten. Ln. **DM 16,–**

872 **W. Preyer**
Die Seele des Kindes. 6. Auflage. Nach dem Tode des Verfassers bearbeitet und hrsg. von K.L. Schaefer. 1 Porträt. Leipzig, 1905. XVI, 448 Seiten. Hln. N. a. Tb. **DM 74,–**

873 **Pro Infantibus. Zur Physis und Psyche des Säuglings.** Hrsg. zur 25. Wiederkehr des Gründungstages der Alete Pharmazeutischen Produkte GmbH. Dieses Exemplar trägt die Nr. C 381. München, 1959. 194 Seiten. Ln. **DM 28,–**

874 **O. Rademann**
Fehler bei der künstlichen Ernährung der Säuglinge. Karlsruhe, 1891. 17 Seiten, 3 Abb. Br. **DM 18,–**

875 **Rapport de M. le Secrétaire général à la 3e Assemblée générale annuelle tenue au local de la Société protectrice des Enfants martyrs le 28 Février 1904.** Brüssel, 1904. 13 Seiten. Br. **DM 8,–**

876 **W. Rau**
Handbuch der Kinderkrankheiten. Frankfurt am Main, 1832. XII, 380 Seiten. Geb. Exlibris. N. a. Tb. **DM 75,–**

877 **E.L. Rees**
A doctor looks at toys. Illustrated by M. Poore. Springfield, 1961. XVIII, 188 Seiten. Ln. **DM 34,–**

878 **G. Ch. Reich**
Neue Aufschlüsse über die Natur und Heilung des Scharlachfiebers. Halle und Berlin, 1810. XXVIII, 276 Seiten. Geb. **DM 86,–**

879 **J. Reid**
Der Laryngismus der Kinder. Aus dem Englischen mit Zusätzen und Bemerkungen von C.A.E. Lorent. Bremen, 1850. VI, 250 Seiten. Geb. und Br. Exlibris. Stockfleckig. **DM 68,–**

880 **W. Reitz**
Grundzüge der Physiologie, Pathologie und Therapie des Kindesalters. Berlin, 1883. XVI, 295 Seiten. Geb. Exlibris. **DM 36,–**

881 **E. Revilliod**
Notes cliniques sur quelques maladies des enfants. Avec 16 tracés de température. Paris, 1886. 231 Seiten. Br. **DM 36,–**

882 **A. v. Reuss**
Die Krankheiten des Neugeborenen. 90 Abb. Berlin, 1914. XIV, 550 Seiten. Geb. = Enzyklopaedie der klinischen Medizin, Spez. Teil. **DM 48,–**

883 **A. v. Reuss**
Säuglingskrankheiten. Wien/Berlin, 1935. VI, 233 Seiten. Br. Tb. gestempelt. = Bücher der ärztlichen Praxis, 41) **DM 8,–**

884 **Richard (de Nancy)**
Traité pratique des Maladies des Enfants. Paris/Lyon/Montpellier, 1839. XL, 608 Seiten. Hld. Exlibris. Leicht stockfleckig. **DM 320,–**

885 **A.L. Richter**
Bemerkungen über den Brand der Kinder. Berlin, 1834. VI, 22 Seiten. Br. Umschl. m. leichten Altersschäden. **DM 80,–**

886 **G. Riether**
Therapie im Säuglingsalter. Wien, Leipzig, 1904. 4 Bl., 143 Seiten. Geb. = Medizinische Handbibliothek, X. Bd.
DM 14,–

887 **F. Rilliet/A.C.E. Barthez**
Handbuch der Kinderkrankheiten. Deutsch von G. Krupp. 3 Theile in 1 Band. Leipzig, 1844. X, 483; VI, 464; VI, 431 Seiten. Geb. N. a. Vb. (Dr. Fehling) **DM 420,–**

888 **F. Rilliet/A.C.E. Barthez**
Traité Clinique et pratique des maladies des enfants. 3 Bände. Paris, 1843. XXXII, 850; 782; 773 Seiten. Geb.
DM 750,–

889 **F. Rilliet/A.C.E. Barthez**
Traité clinique et pratique des Maladies des Enfants. 3 Bände. 2. Auflage. Paris, 1853 – 1854. XVI, 844; 748; 928 Seiten. Hln. **DM 580,–**

890 **G. Ritter von Rittershain**
Die Gesundheitspflege des jüngeren Kindes. Prag, 1878. V, 126 Seiten. Br.
DM 36,–

891 **H. Roeder**
Geländebehandlung herzkranker Kinder im Mittelgebirge. Mit einer Einführung von A. Bickel. 1 Tafel, 3 Figuren und Tabellen. Berlin, 1914. V, 184 Seiten. Br. 1. Umschl.-Seite gest. **DM 24,–**

892 **J.B. Roetzer**
Die Säuglingssterblichkeit in Altbayern und deren Bekämpfung. München, Leipzig, 1913. 89 Seiten. Br. 1. Umschl. Seite gest. **DM 36,–**

893 **H. Roger**
Recherches cliniques sur les maladies de l'enfance. In zwei Bänden. Paris, 1872.und 1883. Geb. Leicht stockfleckig. Exlibris a. 2. Umschl.-Seite.
DM 160,–

894 **H. Roger**
Séméiotique des Maladies de l'Enfance. Paris, 1864. VIII, 183 Seiten. Br.
DM 80,–

895 **H. Roger/Damaschino**
Recherches anatomo-pathologiques sur la paralysie spinale de l'enfance (paralysie infantile). Paris, 1871. 51 Seiten. 4 Tafeln im Anhang mit Erklärungen. Br. Leicht stockfleckig. **DM 52,–**

896 **E. Rominger**
Richtlinien für die Kinderkost. 3. umgearbeitete und erweiterte Auflage. Berlin und Göttingen, 1947. VI, 110 Seiten. Br. **DM 5,–**

897 **K. v. Rosen**
Pflege des kranken Kindes. Wien, 1882. 63 Seiten. Br. **DM 10,–**

898 **A. Rosenkranz**
Diabetes mellitus im Kindesalter. 26 Abb. 16 Tabellen. Stuttgart, 1967. XII, 191 Seiten. Br. **DM 5,–**

899 **C.G. Rothe**
Die Diphtherie. 2. durchgesehene und vermehrte Auflage. Leipzig, 1884. VIII, 93 Seiten. Geb. **DM 15,–**

900 **C.H.F. Routh**
Infant Feeding and its Influence on Life. Third edition. London, 1876. XXIII, 540 Seiten. Ln. Einband leicht beschädigt. Exlibris. **DM 48,–**

901 **G. Ruof**
Asthma-Kinder. Bern, Stuttgart, 1964. 115 Seiten. Br. = Beiträge zur Heilpädagogik, Bd. 6. **DM 14,–**

902 **B. de Rudder**
Kinderärztliche Notfallfibel. 35 Abb. 11 Tabellen. Fortgeführt von A. Windorfer und H. Truckenbrodt. 6., neubearbeitete und erweiterte Auflage. Stuttgart, 1965. XI, 200 Seiten. Br.
DM 10,–

903 **B. de Rudder/K. Weisse**
Technischer Wegweiser für die Kinderpflege. 3. ergänzte Auflage. Berlin/Göttingen/Heidelberg, 1948. 81 Seiten. Br.
DM 5,–

904 **R. Rummel**
Die Krankheiten der Perioden des kindlichen Lebensalters, Verhütung und Behandlung derselben. Neu-Ruppin, 1866. VIII, 400 Seiten. Geb. **DM 45,–**

905 **B. Sachs**
Lehrbuch der Nervenkrankheiten des Kindesalters für Ärzte und Studierende. 162 Abb., 1 Tafel. Leipzig/Wien, 1897. XIX, 534 Seiten. Hld. Gestempelt, Exlibris. Rücken beschädigt.
DM 18,–

906 **P. Sachse**
Diphtheritis. Ihre Ursachen, Verhütung und Heilung. Berlin, o.J., 35 Seiten. Br. = Medicinische Hausbücherei, Heft 8.
DM 10,–

907 **Die Säuglingstuberkulose in Lübeck.**
126 Abb. Arbeiten aus dem Reichsgesundheitsamte Band 69. Berlin, 1935. VII, 406 Seiten. Geb. Tb. gest.
DM 68,–

908 **C.-A. Sager**
Frauenmilch-Konservierung durch Gefriertrocknung. Mit einem Geleitwort von W. Catel. 28 Abb. 16 Tabellen. Stuttgart, 1958. VIII, 91 Seiten. Br. =Beihefte zum Archiv für Kinderheilkunde, Heft 37. **DM 12,–**

909 **B. Salge**
Einführung in die moderne Kinderheilkunde. 9 Figuren. Berlin, 1909. VIII, 360 Seiten. Ln. **DM 15,–**

910 **B. Salge**
Einführung in die moderne Kinderheilkunde. 2. verm. Aufl. 15 Figuren. Berlin, 1910. VIII, 384 Seiten. Geb.
DM 25,–

911 **B. Salge**
Einführung in die Kinderheilkunde. 4. erweiterte Auflage. 15 Abb. Berlin, 1920. X, 448 Seiten. Geb. N. a. Vb. Einband leicht beschädigt. **DM 25,–**

912 **B. Salge**
Therapeutisches Taschenbuch für die Kinderpraxis. Berlin, 1905. 160 Seiten. Ln. Tb. beschrieben. **DM 12,–**

913 **Sammlung auserwählter Heilformen für die Therapie der Frauen- und Kinderkrankheiten ...** Nebst einer praktischen Abhandlung von Ramsbotham: über die Behandlung der Entbundenen. Berlin, 1838. 102 Seiten. OPpbd. **DM 50,–**

914 **T. Sano**
Studies on rickets in Japan. Sendai, 1956. 414 Seiten. Geb. Zahlreiche Abb. 4 Tafeln. 2. Umschl.-Seite u. Tb. gestempelt. = The Tokoku Journal of Experimental Medicine, vol. 64, supplement IV. **DM 28,–**

915 **E. Saupe**
Das Thoraxröntgenbild im frühesten Kindesalter. 27 Abb., 2 Fig. München, 1925. 79 Seiten. Ln. Titelblatt beschrieben und gestempelt. **DM 24,–**

916 **Schaper**
Ueber Kinderpflege. Hannover, 1877. 79 Seiten. Br. Umschlag leicht beschädigt. **DM 18,–**

917 **K. Scheer**
Kinderkrankheiten und Ernährung. 2. neubearbeitete Auflage. 20 Abb. Darmstadt, 1953. VIII, 147 Seiten. Ln. = Medizinische Praxis, Bd. 19. **DM 8,–**

918 **E. Schlesinger**
Schwachbegabte Kinder. 65 Abb. Stuttgart, 1913. 131 Seiten. Br.
DM 28,–

919 **E. Schlesinger**
Schwachbegabte Schulkinder. Vorgeschichten und ärztliche Befunde. 4 Abb. Stuttgart, 1907. 63 Seiten. Br.
DM 24,–

920 **E. Schlesinger**
Wie ernähren wir am besten den Säugling mit der Flasche? Berlin, 1901, 79 Seiten. Br. Umschlag gestempelt und beschrieben. **DM 10,–**

921 **E. Schlesinger**
Moderne Säuglingsfürsorge. Straßburg, 1909. 150 Seiten. Br. **DM 15,–**

922 **A. Schlossmann**
Beiträge zur Kenntnis der Rachitis. München, 1891. 31 Seiten. Br.
DM 15,–

923 **A. Schlossmann**
Die Pflege des Kindes in den zwei ersten Lebensjahren. 4., neu durchgesehene Auflage. München und Berlin, 1910. 40 Seiten. Br. = Veröffentlichungen des Deutschen Vereins für Volks-Hygiene, Heft XIII. **DM 14,–**

924 **Schmid-Monnard**
Ueber die zweckmäßige Ernährung junger Kinder. Berlin, 1896. 18 Seiten. Br. **DM 18,–**

925 **F.A. Schmidt**
Die künstliche Ernährung des Säuglings mit keimfrei gemachter Kuhmilch nach dem Soxhlet'schen Verfahren. Holzschnitte. Berlin/Neuwied, 1888. 32 Seiten. Br. **DM 24,–**

926 **F.A. Schmidt**
Die künstliche Ernährung des Säuglings mit keimfrei gemachter Kuhmilch nach dem Soxhlet'schen Verfahren. Mit Holzschnitten. Berlin, Neuwied, 1888. 4 Bl., 32 Seiten. Angebunden: Schoppe, H., Zur künstlichen Ernährung der Säuglinge in den drei ersten Lebensmonaten. Tübingen, 1884. 3 Bl., 82 Seiten. Br. N. a. Tb. **DM 36,–**

927 **J. Schneider**
Abhandlung über den Kinnbackenkrampf neugebohrner Kinder ... Herborn, 1805. 5 Bl., 132 Seiten. Geb. 8°. N. u. Exlibris-Aufkleber a. Vb.
DM 75,–

928 **H. Schönfeld**
Kinderarzt und Erziehung. Stuttgart, 1951. VII, 130 Seiten. Br. **DM 8,–**

929 **E. Scholim**
Der Stick- oder Keuchhusten. Berlin, 1874. 24 Seiten. Ppbd. **DM 42,–**

930 **L. Scholz**
Anomale Kinder. Berlin, 1912. VI, 442 Seiten. Geb. Mehrfach gestempelt.
DM 45,–

931 – – dass. 3., umgearbeitete Auflage von A. Gregor. Berlin, 1922. VII, 312 Seiten. Ln. **DM 50,–**

932 **H. Schoppe**
Der Brechdurchfall der Säuglinge und seine Behandlung. Bonn, 1877. 58 Seiten. Br. Umschlag fehlt. **DM 15,–**

933 **Schrader**
Die Gefahren des zu früh angewendeten Veit'schen Handgriffs. Leipzig, 1895. 8 Seiten. Br. = Abdruck aus "Berichte u. Arbeiten aus der geburtshülfl.-gynäkolog. Klinik zu Marburg", 1883 – 1884. **DM 16,–**

ica spes mea Deus est

Seyd Früchtbar vnd mehret Euch vndt erfüllet die Erde.

La Commare del Scipione Mercurio

Kinder-Mütter oder Heb-Ammen-Büch,

Welches auß dem Italianischen in daß Teütsche versetzet

Gottfried Welsch,

der Artzney Doctor.

Unica spes mea Deus est

Franci Lauren. Waena

Anno 1770. Hungerbrü

Weil die Wehe-Mütter Gott fürchteten, bawete Er Ihnen Häuser.

Mit Schmertzen solstu Kinder gebähren.

Dein Weib wird seyn wie ein fruchtbarer Weinstock.

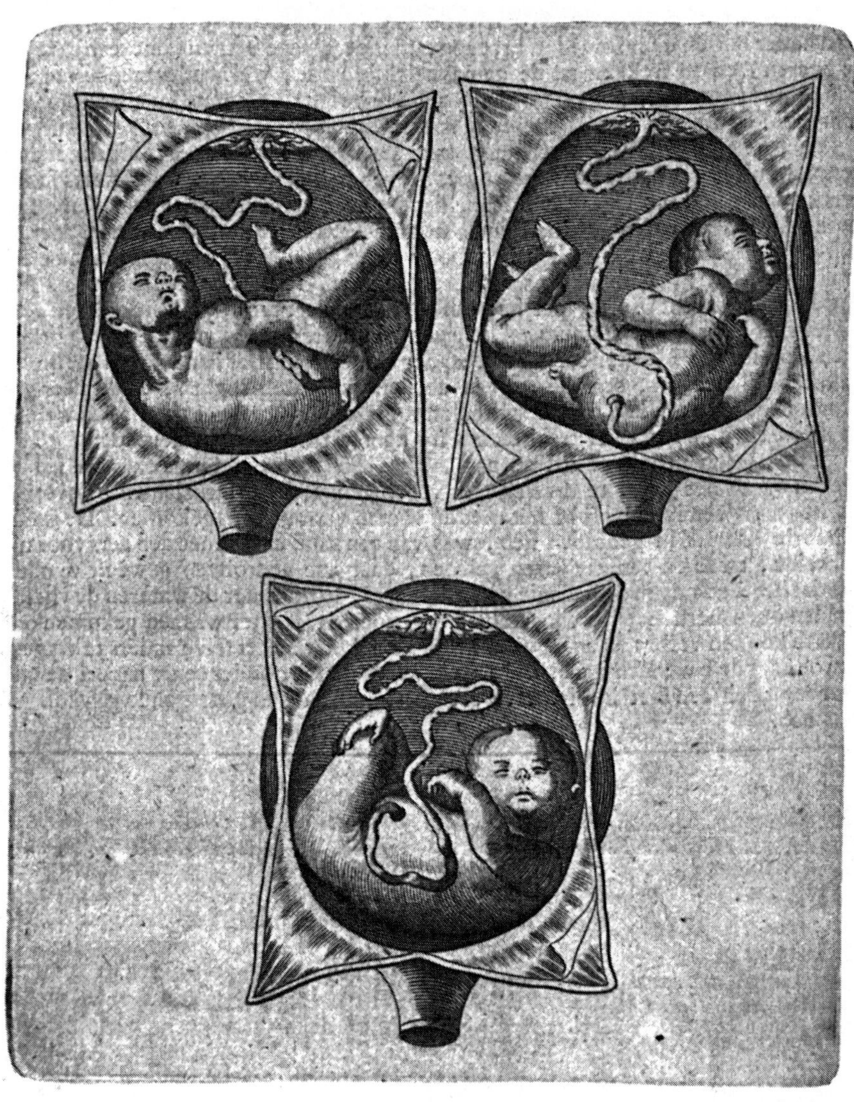

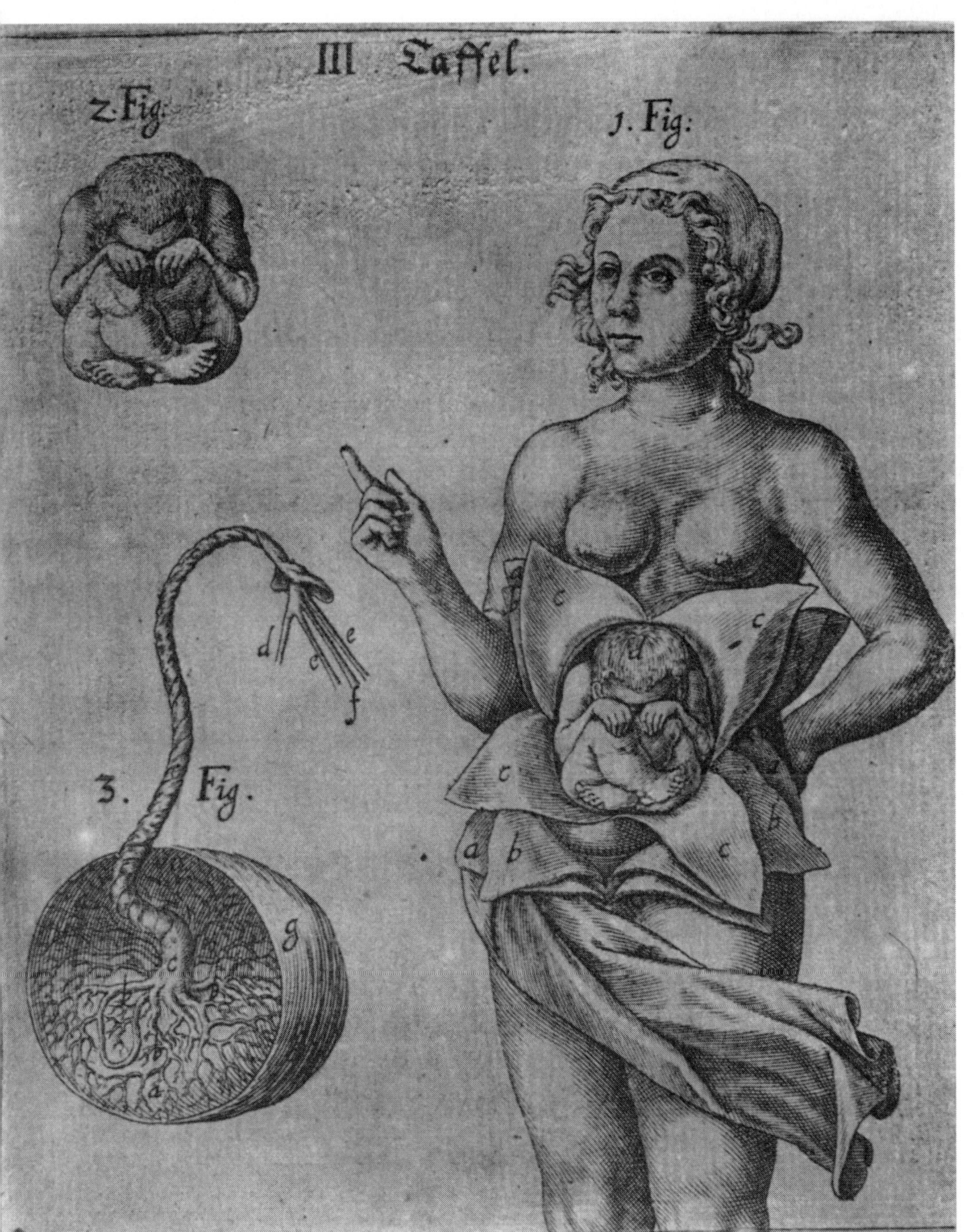
III Taffel.
2. Fig:
1. Fig:
3. Fig.

Taf: 24.

Fig: 1.

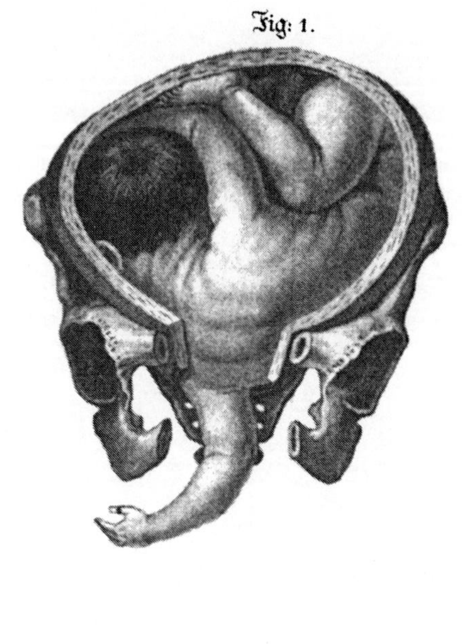

Fig: 2.

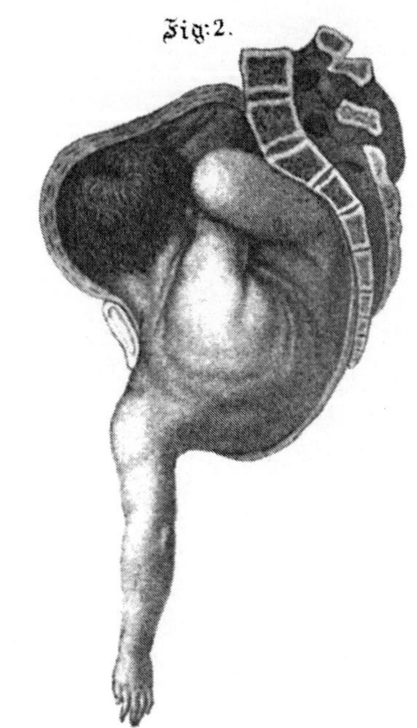

Fig: 3.

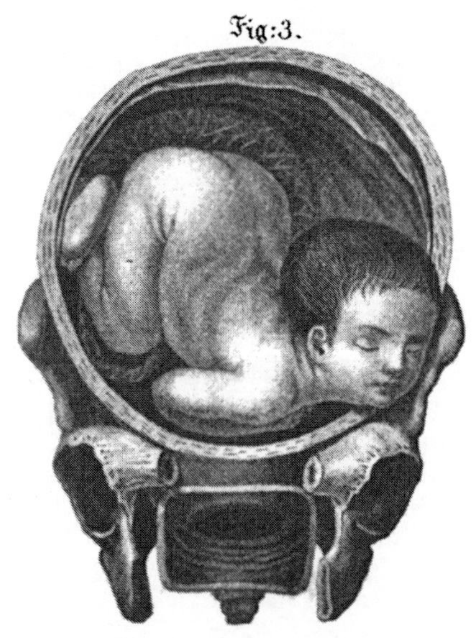

Fig: 4.

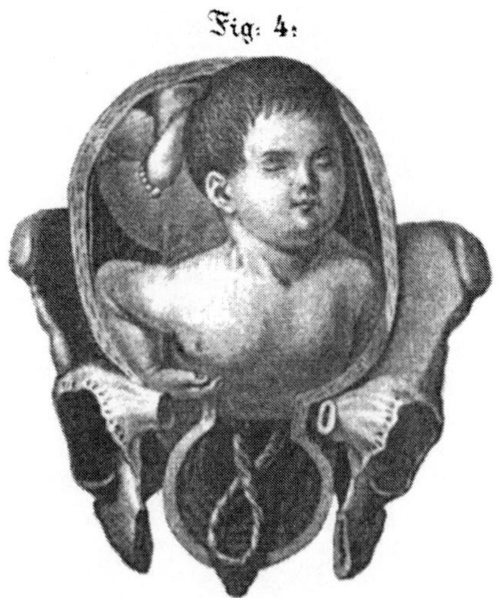

L. Sachse & C° Berlin.

Stahlst. v. E. Weber

Taf. XXXXVIII.

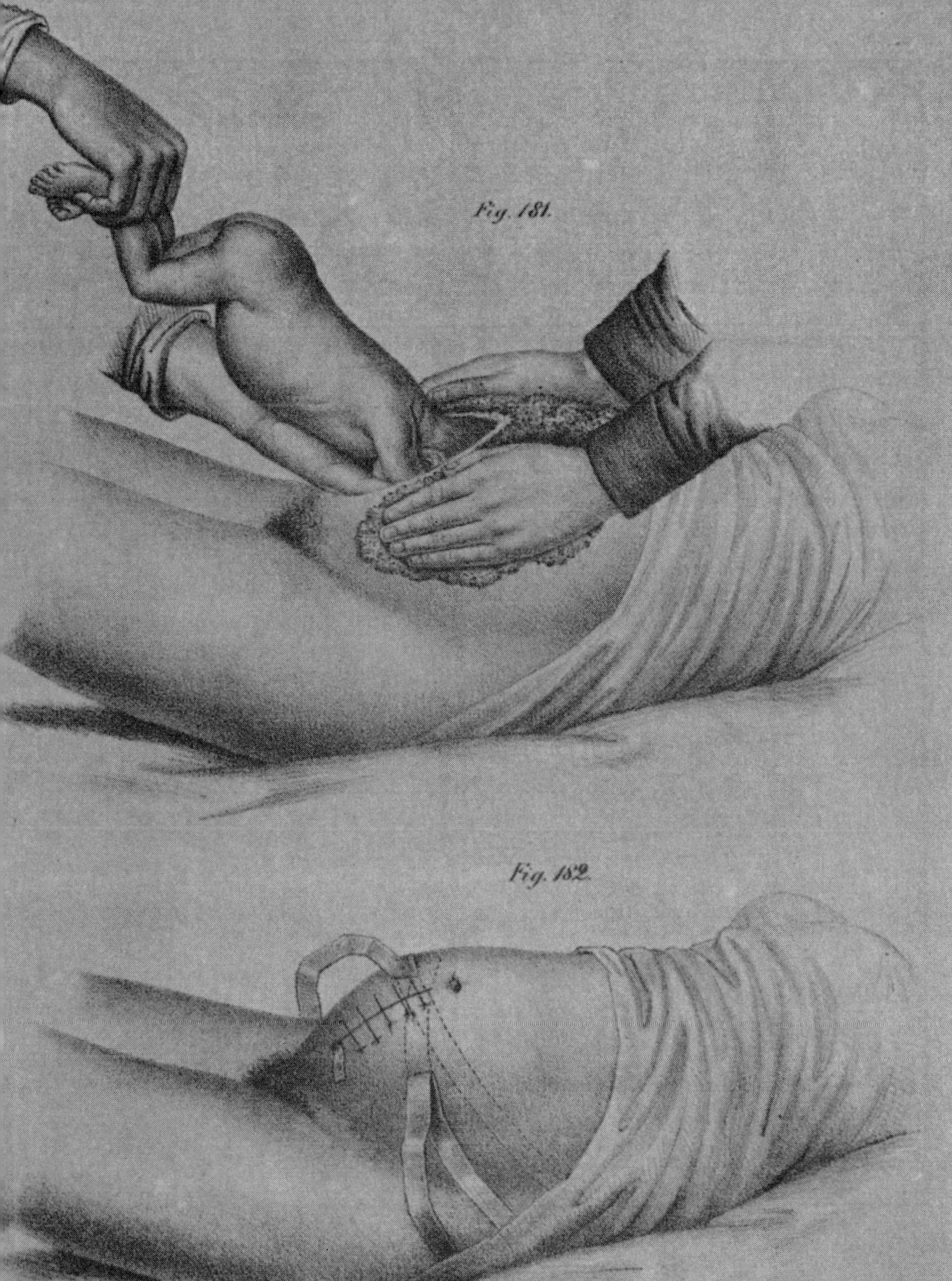

Fig. 181.

Fig. 182.

Lith. Anst. v. E. Bettmers in Berlin

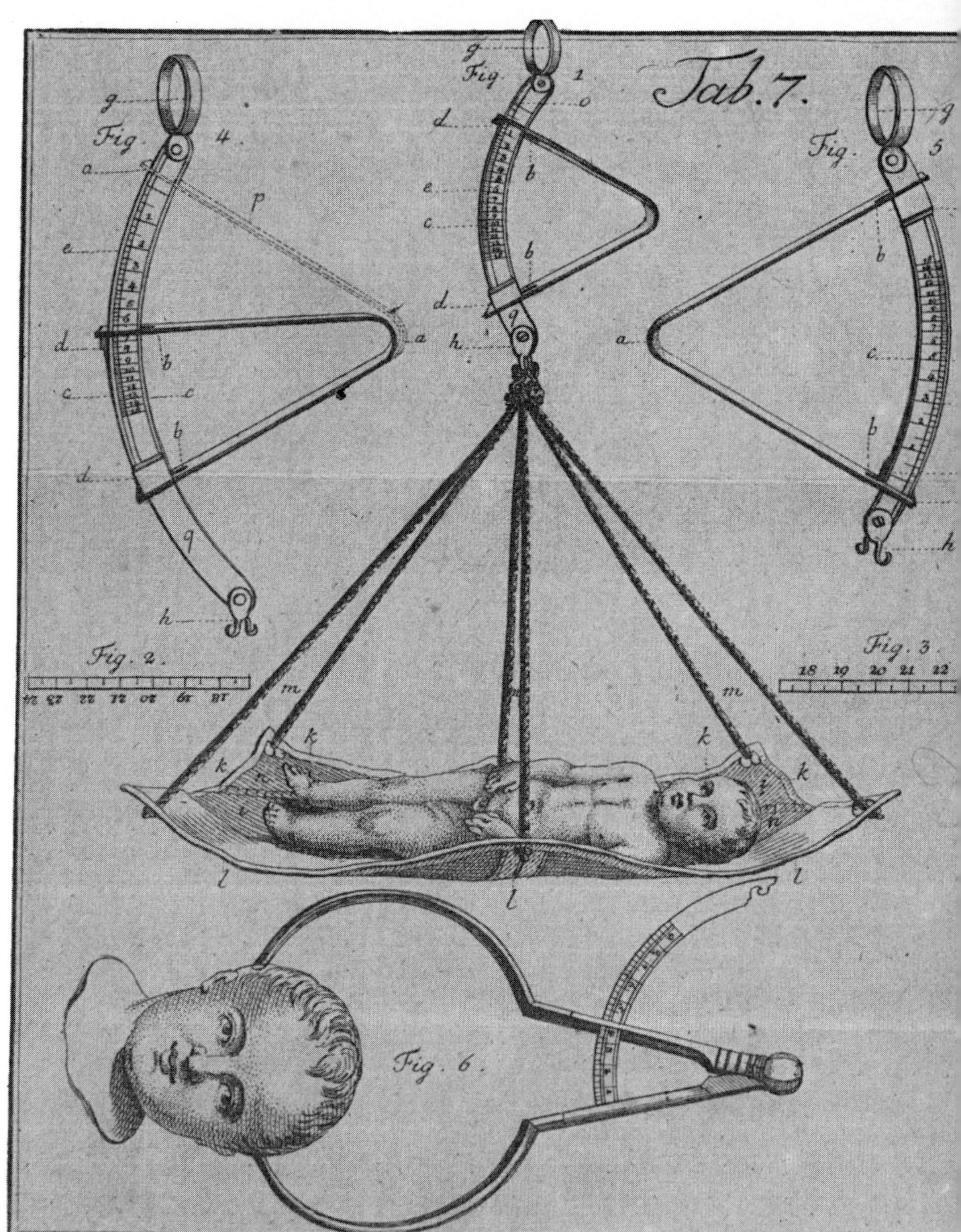

Tab. 7.
Fig. 1
Fig. 2
Fig. 3
18 19 20 21 22
Fig. 4
Fig. 5
Fig. 6

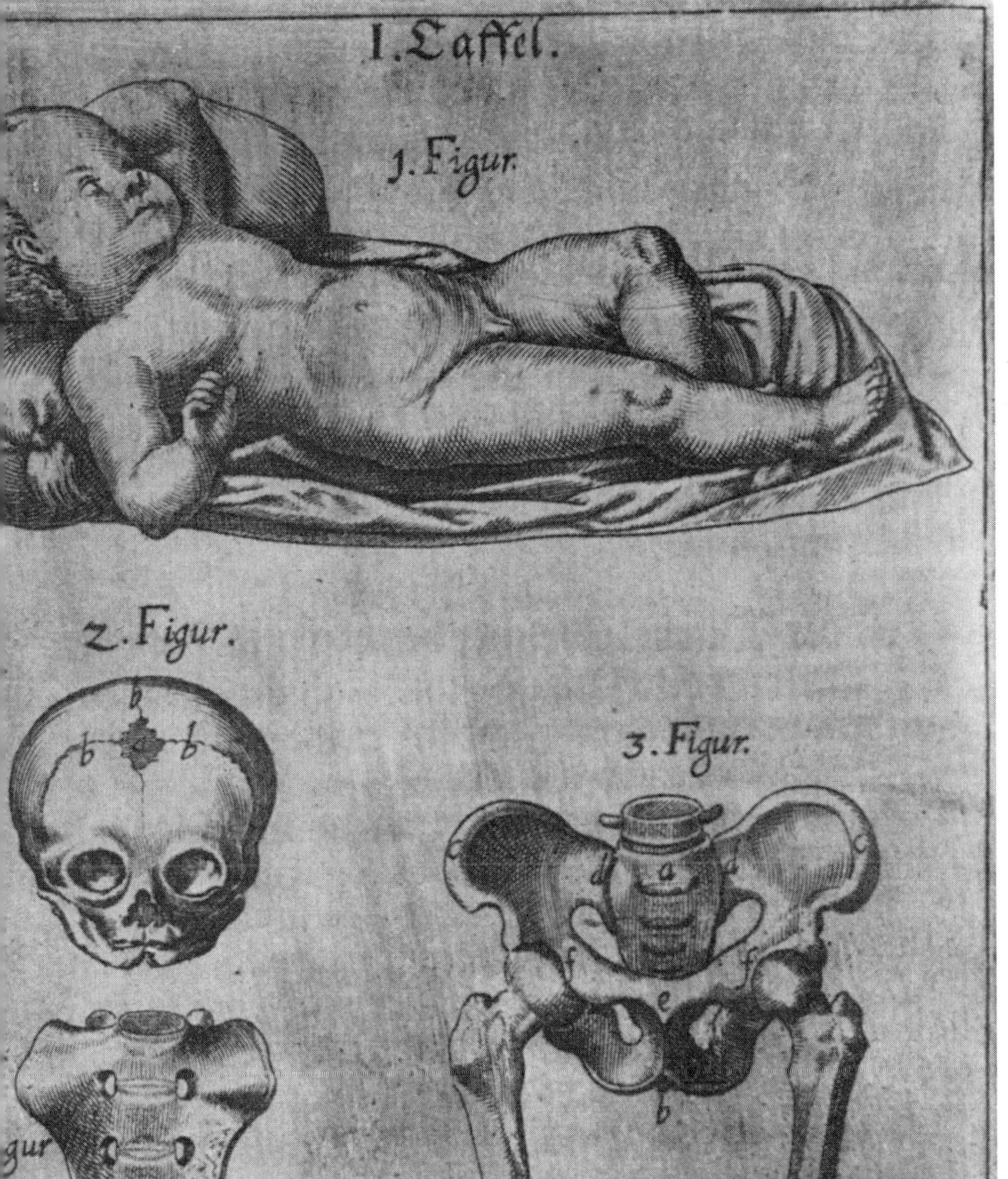
I. Taffel.
1. Figur.
2. Figur.
b
b
a
b
3. Figur.
d
a
d
f
f
e
b

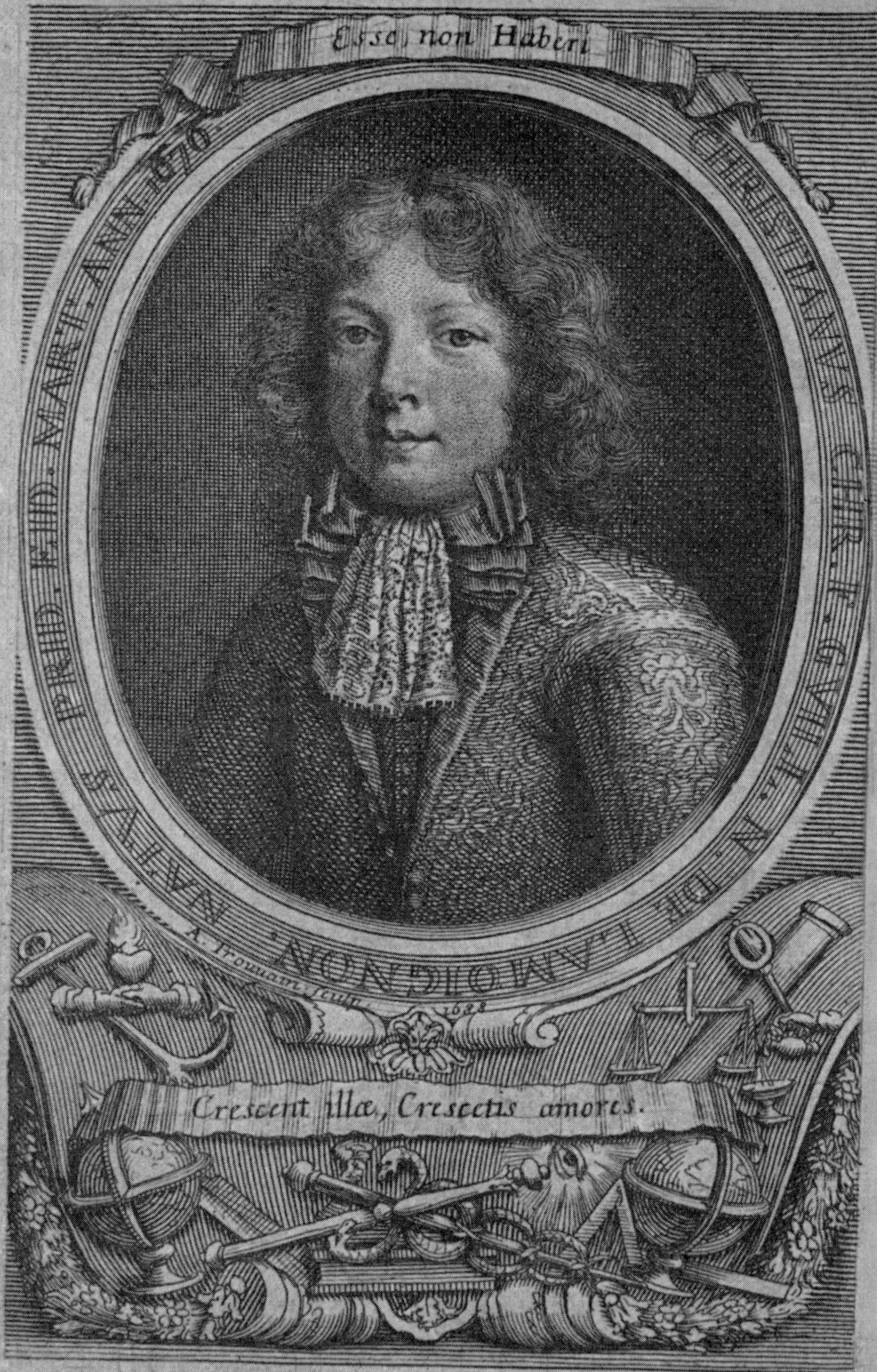
Esse, non Haberi
CHRISTIANUS GUIL. F. GUILL. N. DE LAMOIGNON, NATUS PRID. ID. MART. ANN. 1670.
Crescent illæ, Crescetis amores.

934 **K. Schroeder**
Kann aus Lungen Neugeborener, die geathmet haben, die Luft wieder vollständig entweichen? Leipzig, 1869. 25 Seiten. Br. Umschlag fehlt. **DM 25,–**

935 **J. Schütz**
Das Wesen und die Behandlung der Diphtheritis. Denkschrift. Prag, 1882. 18 Seiten. Einband fehlt. **DM 18,–**

936 **R.E. Schütz**
Chronische Magen-Darm-Dyspepsie im Kindesalter. 3 Tafeln. Berlin, 1905. 16 Seiten. Br. Ohne Umschlag. **DM 20,–**

937 **C. Schütze**
Die Verhütung der Tuberkulose unter den Kindern und die Fürsorge vor dem versicherungspflichtigen Alter. Halle a. S., 1900. 42 Seiten. 1 Plan. Br. **DM 10,–**

938 **H. Schulz**
Der Unterricht in der Säuglings- und Kleinkinderpflege. 2., verbesserte und erweiterte Auflage. München und Wiesbaden, 1922. XI, 167 Seiten, 3 Tafeln. Hln. **DM 15,–**

939 **F.J. Schwann**
Pathologie und Therapie der Whytt'schen Gehirnkrankheiten der Kinder. Bonn, 1839. XIV, 298 Seiten. Ppbd. Stockfleckig. Exlibris. **DM 68,–**

940 **E.u.G. Scupin**
Bubi's erste Kindheit. Ein Tagebuch über die geistige Entwicklung eines Knaben während der ersten drei Lebensjahre. 4 Porträts und Nachbildungen von Kinder-Zeichnungen. Leipzig, 1907. IV, 240 Seiten. Br. **DM 20,–**

941 **H. Seckel**
Die Typologie der Halsdiphtherie. 2 Fig. 8 Kurven, 16 Tabellen. Berlin, 1937. 107 Seiten. 5 Tafeln. Geb. Mehrfach gestempelt.= Abhandlungen aus der Kinderheilkunde, Heft 44 **DM 26,–**

942 **A. Seeligmüller**
Spinale Lähmungen im Kindesalter. Tübingen, 1880. 203 Seiten. Geb. = Abdruck aus "Handbuch der Kinderkrankheiten". Hrsg. von C. Gerhardt. **DM 32,–**

943 –,– dass. Br. Mit Widmung vom Verfasser. **DM 38,–**

944 **De Ségur**
La Santé des Enfants. Paris, 1857. 90 Seiten. Br. Umschlag beschädigt. **DM 35,–**

945 **A. Seidl**
Beitrag zur Statistik und Casuistik der Gehirntuberkel bei Kindern. München, 1891. 39 Seiten. Br. = Münchener medicinische Abhandlungen, 19. Heft, 2. Reihe, 4. Heft. **DM 8,–**

946 **O. Seifert**
Recepttaschenbuch für Kinder-Krankheiten. 2. unveränderte Auflage. Wiesbaden, 1891. XII, 164 Seiten. Ln. **DM 14,–**

947 –,– dass. 3. Auflage. Wiesbaden, 1896. XII, 176 Seiten. Geb. **DM 10,–**

948 **P. Seifert**
Die Bronchiopneumonie der Neugebornen und Säuglinge ... Berlin, 1837. XIV, 294 Seiten. Ppbd. Gestempelt und beschrieben. **DM 96,–**

949 **C. Seitz**
Kurzgefasstes Lehrbuch der Kinderheilkunde. 2., vermehrte und völlig umgebeitete Auflage. Berlin, 1901. VIII, 499 Seiten. Ln. Tb. gestempelt. **DM 24,–**

950 **P. Selter**
Ueber Functionsschwäche und Functionsstörungen des Verdauungsapparates im Kindesalter. Stuttgart, o.J. 34 Seiten, 1 Abb. Br. = Archiv für Kinderheilkunde, Sonderabdruck aus Band LI, Heft 1/4. **DM 5,–**

951 **P. Selter**
Die Verwertung der Fäcesuntersuchung für die Diagnose und Therapie der Säuglingsdarmkatarrhe nach Biedert. 1 farbige Tafel. Stuttgart, 1904. 87 Seiten. Br. **DM 16,–**

952 **V. Seux**
Recherches sur les maladies des enfants nouveau-nés. Paris, 1855. XII, 288, 48 (Anzeigen–) Seiten. **DM 120,–**

953 **V. Seux**
Recherches sur les maladies des enfants nouveau-nés (état physiologique du pouls, muguet, entérite, ictère). Paris, 1855. XII, 288 Seiten. Angebunden: Seux, V., Recherches sur les maladies des enfants nouveau-nés (céphalaematome). Paris, 1863. 66 Seiten. Geb. Exlibris. **DM 160,–**

954 **O. Silbermann**
Recept-Taschenbuch von Kinder-Krankheiten. Breslau, 1884. 114 Seiten. Br. N. a. 1. Umschl.-Seite. **DM 20,–**

955 **H. Silberschmidt**
Historisch-kritische Darstellung der Pathologie des Kindbettfiebers von den ältesten Zeiten bis auf die unsrige. Erlangen, 1859. 131 Seiten. Br. **DM 80,–**

956 **H.K. Silver/C.H. Kempe/H.B. Bruyn**
Handbook of Pediatrics. Los Altos/Cal., 1955. 550 Seiten. Br. Vb. gest. **DM 10,–**

957 **J. Simon**
Conférences thérapeutiques et cliniques sur les maladies des enfants. Paris, 1880. VII, 340 Seiten. Hldr. Rücken m. Goldprägung. **DM 46,–**

958 **J. Simon**
Nouvelles études sur la diphtérie. Paris, 1889. 55 Seiten. Br. 1. Umschl.-Seite beschr. **DM 14,–**

959 **P. Sittler**
Klinische Betrachtungen über Skrofulose. Würzburg, 1909. Seite 253 – 284. Br. = Würzburger Abhandlungen aus dem Gesamtgebiet der praktischen Medizin. IX. Bd., 11. Heft. **DM 10,–**

960 **T.P. Snoep**
Over Diphtheritis naar aanleiding eener epidemie van angina diphtherina; Goes, 1869. 181 Seiten. Br. N. a. Vb. Umschlag beschädigt. **DM 20,–**

961 **P. Sommerfeld**
Die Methoden der Milchuntersuchung für Aerzte, Chemiker und Hygieniker. Mit einem Vorwort von A. Baginsky. Berlin, 1896. VI, 57 Seiten. Br. Hs. Widm. d. Verf. a. Tb. **DM 34,–**

962 **F. Souchon**
Therapie mit ACTH, Cortison und Cortison-Derivaten bei Kinderkrankheiten. 20 Abb. 3 Tabellen. Stuttgart, 1956. VIII, 109 Seiten. Br. N. a. Tb. = Beihefte zum Archiv für Kinderheilkunde. Heft 32. **DM 15,–**

963 **Specielle Pathologie und Therapie.**
Hrsg. von H. Nothnagel, II. Band: Baginsky, A., Diphtherie und diphtheritischer Croup.
Mannaberg, J., Die Malaria-Krankheiten. Wien, 1899. XVI, 816 Seiten. 68 Abb. 4 Tafeln, 2 Karten. Hld. **DM 68,–**

964 **H. Spitzy**
Die körperliche Erziehung des Kindes. 194 Abb. Berlin, Wien, 1914. VIII, 416 Seiten. Geb.. **DM 68,–**

965 –,– dass. 2. verm. u. umgearb. Aufl. 177 Abb. Wien, 1926. X, 424 Seiten. Ln. Vb. u. Tb. gest. **DM 68,–**

966 **W. Squire**
Temperature Observations on Infants and Children.in Health and Disease. London, 1887. 54 Seiten. Br. **DM 26,–**

967 **E. Stapf**
Ueber die vorzüglichsten Fehler im Verhalten der Schwangern, Wöchnerinnen und Säugenden, so wie in der Behandlung der Kinder im ersten Lebensjahre ... Berlin, 1818. VII, 123 Seiten. Br. Mit Altersspuren. (Dtsch. Anonym.-Lex. Nr. 7273) **DM 140,–**

968 **L. Starr**
Diseases of the digestive organs in infancy and childhood ... With colored plate and other illustrations.Philadelphia, 1886. 385 Seiten. Geb. Exlibris a. 2. Umschl.-Seite. Vb. beklebt. **DM 58,–**

969 **A. Steffen**
Klinik der Kinderkrankheiten. 2 Bände. Berlin, 1864 (1865) – 1870. X, 510; 657 Seiten. Geb. Exlibris. **DM 180,–**

970 **J. Steiner**
Compendium der Kinderkrankheiten. 2. verb. u. verm. Aufl. Leipzig, 1873. XII, 488 Seiten. Hldr. Leicht stockfleckig. **DM 48,–**

971 **A. Stössl**
Semiotik und Untersuchung des Kindes. Stuttgart, 1875. VII, 432 Seiten. Geb. **DM 68,–**

972 **A. Stössl**
Über den Gebrauch der Bäder im Kindesalter. Wien, 1875. IX, 189 Seiten. Br. = Braumüller's Bade-Bibliothek, Nr. 66. **DM 48,–**

973 **C. Strack**
Ausführliche Abhandlung von Sägesprüngen, einer bekanten Kinder-Krankheit, und den mehrmaligen gefährlichen Folgen derselben ... Nürnberg, 1779. 84 Seiten. Ppbd. 8⁰. N. a. Tb. 2. Umschl.-Seite beklebt. Angebunden: Hempel, J.G., Eigne Erfahrungen und Wahrnehmungen von Schaarbocke. Coppenhagen und Leipzig, 1778. 48 Seiten. **DM 140,–**

974 **W. Strohmayer**
Die Epilepsie im Kindesalter. Altenburg, 1902. 30 Seiten. Br. **DM 18,–**

975 **O. Sturges**
On Chorea or St. Vitus's Dance in Children. 2nd Edition. Revised and partly Re-written. London, 1893. XI, 188 Seiten. Geb. **DM 26,–**

976 **E.J. Thomassen a E.J. Thuessink**
Abhandlungen über Masern und über das schwefelsaure Chinin. Aus dem Holländischen übersetzt von H. Vezin. Osnabrück, 1831. XXII, 296 Seiten. Geb. Stockfleckig. **DM 80,–**

977 **K. Thums**
Studien über Vererbung und Entstehung geistiger Störungen. Teil 6: zur Klinik, Vererbung, Entstehung und Rassenhygiene der angeborenen cerebralen Kinderlähmung (Littleschen Krankheit). 28 Abb. Berlin, 1939. 266 Seiten. Geb. Mehrfach gestempelt. = Monographien Neurologie und Psychiatrie, H. 66. **DM 96,–**

978 **J. Trüper**
Die Anfänge der abnormen Erscheinungen im kindlichen Seelenleben. Altenburg, 1902. 32 Seiten. Br. Mit Widmung vom Verfasser. **DM 18,–**

979 –,– dass. ohne Widmung **DM 10,–**

980 **G. Tugendreich**
Die Kleinkinderfürsorge. Mit Beiträgen von H. Guradze, J. Mecke, Sellmann. 8 Kurven, 45 Tabellen. Stuttgart, 1919. VII, 199 Seiten. Br. **DM 36,–**

981 **G. Tugendreich**
Die Mutter- und Säuglingsfürsorge. Mit Beiträgen von J.F. Landsberg und W. Weinberg. 2 Tafeln. 13 Abb. zahlr. Tabellen. Stuttgart, 1910. XI, 455 Seiten. Br. **DM 42,–**

982 **Ö. Tuszkai**
Kinderheilkunde und Kinderschutz in Ungarn. Budapest, 1899. VIII, 86 Seiten. Br. **DM 38,–**

983 **Underwood**
Handbuch der Kinderkrankheiten. Nach der 10. Ausgabe ins Deutsche übertragen von F.W. Schulte. Bearbeitet und mit Zusätzen versehen von F.J. Behrend. Leipzig, 1848. XVI, 780 Seiten. Geb. Leicht stockfleckig. **DM 160,–**

984 **G. Variot**
Le médecin de l'enfance a l'usage des mères de famille et des institutens. Édition illustrée de nombreuses compositions par F. Wenz, Lobrichon, Rudaux, Ad. Marie. Paris, 1892. XII, 384 Seiten. Geb. **DM 40,–**

985 **A. Voegeli**
Homöopathische Therapie der Kinderkrankheiten. Ulm, 1964. 346 Seiten. Br. **DM 18,–**

986 **A. Vogel**
Lehrbuch der Kinderkrankheiten. 6 Tafeln. Erlangen, 1860. X, 592 Seiten. Geb. Stockfleckig. **DM 180,–**

987 –,– dass. 4. Auflage. 6 Tafeln. Erlangen, 1869. XVI, 497 Seiten. Hld. **DM 120,–**

988 –,– dass. 5. Auflage. 6 Tafeln. Erlangen, 1871. XII, 497 Seiten. Geb. Leicht stockflekig. N. a. Vb. **DM 80,–**

989 –,– dass. 6. Auflage. 6 Tafeln. Erlangen, 1873. XII, 499 Seiten. Geb. Stockfleckig. **DM 80,–**

990 –,– dass. 7. Auflage. 6 Tafeln. Stuttgart, 1876. XII, 542 Seiten. Geb. **DM 80,–**

991 –,– dass. 9. Auflage. Neu bearbeitet von Ph. Biedert. 6 Tafeln. Stuttgart, 1887. XVI, 600 Seiten. Geb. **DM 80,–**

992 **A. Vogt**
Die Pocken- und Impffrage im Kampfe mit der Statistik. Bern, 1877. 53 Seiten. Br. **DM 24,–**

993 **G.F. Wachsmuth**
Die Diphtheritis-Heilmethode. Illustrirt durch die Statistik der Diphtherie für Berlin nach amtlichen Quellen. Berlin, 1886. 94 Seiten. Br. 1. Umschl.-Seite gest. **DM 42,–**

994 **A. Wagner**
Die Wochenbettspflege. 2. Auflage. Stuttgart, 55 Seiten. Br. **DM 12,–**

995 **K. Walcher**
Das Neugeborene in forensischer Hinsicht. Berlin, 1941. VI, 95 Seiten. Geb. Titelblatt gestempelt. =Gerichtliche Medizin in Einzeldarstellungen, Bd. 1. **DM 36,–**

996 **F. Warner**
The Nervous System of the Child. New York, 1900. XVII, 233 Seiten. Geb. .
DM 42,–

997 **B. Weber**
Der Croup und seine Behandlung. Erlangen, 1847. XII, 180 Seiten. Geb.
DM 65,–

998 **H. Wegscheider**
Über die normale Verdauung bei Säuglingen. Berlin, 1875. 32 Seiten. Br.
N. a. Tb. (Dr. Fehling) **DM 38,–**

999 –,– dass. Tb. gestempelt (Baginsky)
DM 38,–

1000 **J. Wendt**
Die Kinderkrankheiten systematisch dargestellt. Zweite mit den Beobachtungen der neusten Zeit vermehrte und mit dem Bildnisse des Verfassers ausgestattete Ausgabe. Breslau und Leipzig, 1826. XX, 692 Seiten. Hldr.
DM 280,–

1001 –,– dass. Dritte Ausgabe. Breslau, Wien, 1835. XVI, 479 Seiten. Geb.
St. a. Tb., stockfleckig. **DM 240,–**

1002 **J. Wendt**
Das Wesen, die Bedeutung und die ärztliche Behandlung des Scharlachs. Breslau, 1819. XX, 178 Seiten. Br. N. a. 2. Umschl.-Seite. Leicht stockfleckig.
DM 85,–

1003 **A. Wertheimber**
Diätetik der Neugeborenen und Säuglinge. München, 1860. 118 Seiten. Br. Umschlag beschädigt. **DM 25,–**

1004 –,– dass. Zweite vermehrte Auflage. München, 1872. 126 Seiten. Geb.
DM 18,–

1005 **F. Wesener**
Ueber Säuglingssterblichkeit und Säuglingsfürsorge mit besonderer Berücksichtigung Aachens. Aachen, 1904.
40 Seiten. Br. **DM 18,–**

1006 **C. West**
Pathologie und Therapie der Kinderkrankheiten. Deutsch bearbeitet von A. Wegner. Berlin 1853. VIII, 443 Seiten. Geb. **DM 280,–**

1007 –,– Zweite vermehrte Auflage. Berlin, 1857. XII, 523 Seiten. Hldr. Rücken mit Goldprägung. Leicht stockfleckig.
DM 240,–

1008 –,– 4. Aufl. Hrsg. u. erg. v. E. Henoch. Berlin, 1865. VIII, 528 Seiten. Hldr. Leicht stockfleckig. N. a. Vb.
DM 180,–

1009 **P. White**
Diabetes in Childhood and Adolescence With a foreword by E.P. Joslin. Illustrated with 25 engravings and a colored plate. Philadelphia, 1932. 236 Seiten. Ganzln. Mehrfach gestempelt.
DM 58,–

1010 **E. Wieland**
Die Athyreosis und Hypothyreosis im Kindesalter. Der endemische Kretinismus. 68 Abb. Leipzig, 1940. VI, 131 Seiten. Br. = Zwanglose Abhandlungen aus dem Gebiete der inneren Sekretion, Band 7. **DM 15,–**

1011 **K. v. Wildinghof-Planner**
Das Kind, der Mutter Glück, der Mutter Sorge. 4 Abb. Graz, Wien, 1910.
118 Seiten. Br. **DM 18,–**

1012 **J.R. Wilson**
Polio! Die Geschichte eines Impfstoffes. Wien, Hamburg, 1963. 371 Seiten. Berechtigte Übersetzung aus dem Englischen von E.C. Burg. Ln. **DM 8,–**

1013 **E. Wiss**
Die Heilung und Verhütung der Diphtheritis. Berlin, 1879. 37 Seiten. Br. **DM 28,–**

1014 **W.L. Wolf**
Ueber die Luftröhrenbräune der Kinder. Altona, 1808. 47 Seiten. Ppbd. **DM 38,–**

1015 **F. Wurzer**
Versuch über die physische Erziehung der Kinder. 3., verbesserte Auflage. Marburg, 1832. XIV, 172 Seiten. Geb. **DM 120,–**

1016 **T. Wyder**
Die Ursachen des Kindbettfiebers und ihre Entdeckung durch I. Ph. Semmelweis. Mit Semmelweis' Bildnis. Berlin, 1906. VIII, 40 Seiten. Br. **DM 18,–**

1017 **The 1942 Year Book of Pediatrics,**
ed. by. I.A. Abt/A.F. Abt. Chicago, 1943. 512 Seiten. Geb. **DM 28,–**

1018 **The 1943 Year Book of Peditatrics,**
ed. by I.A. Abt/A.F. Abt. Chicago, 1944. 448 Seiten. Geb. **DM 28,–**

1019 **A. Ylppö**
Neugeborenen-, Hunger- und Intoxikationsacidosis in ihren Beziehungen zueinander. Berlin, 1916. 184 Seiten. Br. Umschlag leicht beschädigt. **DM 18,–**

1020 **J. Zappert**
Kinderlähmungen. Wien und Berlin, 1933. 73 Seiten. Br. = Bücher der ärztlichen Praxis, 37. **DM 8,–**

1021 **J. Zappert**
Die physikalische Theorie im Kindesalter. Stuttgart, 1906. 91 Seiten. Geb. = Physikalische Therapie, Heft 23. **DM 38,–**

1022 **M. Zarfl**
Die Neugeborenen und ihre Krankheiten. Wien und Berlin, 1931. 114 Seiten. Br. = Bücher der ärztlichen Praxis 31. **DM 12,–**

1023 **G.V. Zeviani**
Della Cura de Bambini. Attacati Dalla Rachitide. Verona, 1761. 8 Blätter, 164 Seiten. Geheftet. Exlibris. Titel-Vign. **DM 460,–**

1024 **Th. Ziehen**
Die Geisteskrankheiten des Kindesalters. 1. Hälfte. 26 Abb. Berlin, 1915. IX, 491 Seiten. Ln. **DM 32,–**

1025 **H. Ziemssen**
Pleuritis und Pneumonie im Kindesalter. 28 Holzschnitte. Berlin, 1862. VIII, 358 Seiten. Geb. **DM 80,–**

1026 **Ziesmer**
Die Krankheiten der Kinder. Langensalza, 1862. VIII, 240 Seiten. Br. **DM 68,–**

Gynäkologie

1027 **G.F.H. Abegg**
Beiträge zur Geburtshülfe und Gynäkologie. Dritter Bericht über die Heb-Ammen-Lehranstalt zu Danzig (1873 – 1880). Mit 3 Plänen der Anstalt. Danzig, 1882. 73 Seiten. Br. Umschlag beschädigt. Mit Widmung vom Verfasser. **DM 15,–**

1028 **G.F.H. Abegg**
Zur Geburtshilfe und Gynäkologie. Berlin, 1868. IV, 111 Seiten. Geb.
Angebunden:
Cohnstein, J.,. Beiträge zur Therapie der chronischen Metritis. Berlin, 1868. 100 Seiten.
Löwenhardt, P.E., Aphorismen zur Geburtshilflichen Chirurgie. Berlin, 1871. VI, 105 Seiten.
Lahs, H., Zur Mechanik der Geburt. 1 Tafel. Berlin, 1872. 53 Seiten.
Scholz, G., Klinische Studien über die Wirkung der Stahlbäder in der Gynaekologie. Berlin, 1862. VIII, 155 Seiten. **DM 168,–**

1029 **G.F.H. Abegg**
Zur Geburtshülfe und Gynäkologie. Danzig, 1873. 76 Seiten. Br. N. a. Umschlag. **DM 15,–**

1030 **Abeille**
Gynécologie. Paris, 1890. 84 Seiten. Br. N. a. 1. Umschl.-Seite. **DM 18,–**

1031 **K. Abel**
Die mikroskopische Technik und Diagnostik in der gynäkologischen Praxis. 39 Abb. Berlin, 1895. IX, 108 Seiten. Geb. N. a. Vb. **DM 18,–**

1032 **O. Adler**
Die mangelhafte Geschlechtsempfindung des Weibes. Dritte vermehrte und verbesserte Auflage. Berlin, 1919. XVI, 232 Seiten. Br. **DM 24,–**

1033 **F. Ahlfeld**
Berichte und Arbeiten aus der geburtshülflich-gynaekologischen Klinik zu Giessen 1881 – 1882. Mit Beiträgen von F. Marchand. Zehn Tafeln, fünf Holzschnitte. Leipzig, 1883. 320 Seiten. Geb. St. a. Vb. **DM 42,–**

1034 **H. Albrecht**
Die umschriebene Herabsetzung des Gleichstromwiderstandes der menschlichen Haut bei gynäkologischen Neurosen. 8 Tafeln, 1 Textfigur. Leipzig, 1921. 36 Seiten. Br. Umschlag verschmutzt. **DM 14,–**

1035 **Almanach für die Frauenheilkunde 1964.** Hrsg. F. v. Mikulicz-Radecki. München, 1964. XII, 323 Seiten. Ln. **DM 38,–**

1036 **J. Amann**
Die gynäkologische Untersuchung mit diagnostischen Anhaltspunkten ... München, 1861. 4 Bl., 96 Seiten. Geb. Leicht stockfleckig. **DM 56,–**

1037 **J. Amann**
Klinik der Wochenbettkrankheiten. Stuttgart, 1876. VIII, 336 Seiten. Br. **DM 50,–**

1038 **J.A. Amann, jr.**
Kurzgefasstes Lehrbuch der Mikroskopisch-gynäkologischen Diagnostik. 94 Abb. Wiesbaden, 1897. XVI, 172 Seiten. Geb. Tb. gest. **DM 42,–**

1039 **Amann**
Ueber den Einfluss der weiblichen Geschlechtskrankheiten auf das Nervensystem mit besonderer Berücksichtigung des Wesens und der Erscheinungen der Hysterie. Erlangen, 1868. VIII, 99 Seiten. Geb. Mit Widmung des Verfassers an Professor Scanzoni.
DM 80,–

1040 **J. Amann**
Zur mechanischen Behandlung der Versionen und Flexionen des Uterus. Erlangen, 1874. IV, 98 Seiten. Br. 1 Falttafel im Anhang. Mit Widmung vom Verfasser. **DM 56,–**

1041 –,– dass. ohne Widmung. **DM 48,–**

1042 **B.M. Anspach**
Gynecology. Fifth edition, reillustrated reset and completely revised by the author. 679 Ill. Philadelphia, London, Montreal, 1921. XII, 832 Seiten. Geb. Hs. Widm. des Verfassers für R. Meyer a.Vb. vom 15.Febr.1935. **DM 38,–**

1043 **K.C. Anton**
Vollständiges, pathologisch geordnetes Taschenbuch der bewährtesten Heilformeln für Frauen- und Kinderkrankheiten... Leipzig, 1852. X, 544 Seiten. Hldr. Leicht stockfleckig. **DM 56,–**

1044 –,– Zweite vielfach vermehrte und verbesserte Auflage. Leipzig, 1857. X, 580 Seiten. Leicht stockfleckig. Geb. Br. **DM 50,–**

1045 **G. Apostoli**
Congrès périodique international de gynécologie et d'obstétrique (Septembre 1892). Notes sur les applications nouvelles du courant alternatif Sinusoïdal en gynécologie. Bruxelles, 1894. 94 Seiten. Br. **DM 15,–**

1046 **G. Apostoli**
Électrothérapie gynécologique. Derniers travaux de recherche et de critique. Publié par A. Laquerriere. (Figures dans le texte et un portrait hors texte). Paris, 1902. XVIII, 632 Seiten. Br. **DM 60,–**

1047 **G. Apostoli**
Travaux d'électrothérapie gynécologique. Paris, 1894. VII, 720 Seiten. Br. **DM 60,–**

1048 **Die Arbeiten der Puerperalfieber-Commission der Gesellschaft für Geburtshülfe und Gynaekologie in Berlin.** 1 Tafel. Stuttgart, 1878. IV, 151 Seiten. Br. = Separat-Abdruck aus der "Zeitschrift für Geburtshülfe und Gynaekologie", Bd. III. **DM 26,–**

1049 **E. Areilza**
Resultados experimentales y clinicos de las presiones transversales de la pélvis. Madrid, 1891. 75 Seiten. Br.
DM 15,–

1050 **F.H. Arneth**
Über Geburtshülfe und Gynaekologie in Frankreich, Grossbritannien und Irland ... Wien, 1853. VIII (verheftet), 360 Seiten. Ppbd. N. a. Tb. Leicht stockfleckig. **DM 65,–**

1051 **B. Aschner**
Die Blutdrüsenerkrankungen des Weibes und ihre Beziehungen zur Gynäkologie und Geburtshilfe. 42 Abb. 12 farb. Tafeln. Wiesbaden, 1918. XII, 416 Seiten, 2 Bl. Geb. N. a. Tb. Tb. gest. **DM 48,–**

1052 **B. Aschner**
Klinik und Behandlung der Menstruationsstörungen. Stuttgart/Leipzig, 1931. VIII, 488 Seiten. Br. Exlibris auf Vb. **DM 38,–**

1053 **B. Aschner**
Die Konstitution der Frau und ihre Beziehungen zur Geburtshilfe und Gynäkologie.
Band I: Allgemeine Konstitutionslehre.
Band II: Spezielle Konstitutionslehre.
München, 1924. XV, 887 Seiten. Geb.
= Deutsche Frauenheilkunde. Hrsg. v. E. Opitz. 4. Bd. **DM 58,–**

1054 **S. Ashwell**
Praktisches Handbuch über die Krankheiten des weiblichen Geschlechts. Nach der dritten Auflage des Originals aus dem Englischen von O. Kohlschütter und E. Friedrich. Leipzig, 1854. X (IX falsch paginiert), 578 Seiten. (verheftet) Geb. Leicht stockfleckig. **DM 280,–**

1055 **Auvard**
De l'antisepsie en gynécologie et en obstétrique. 89 figures. Paris, 1891. VI, 281 Seiten. Br. Leicht stockfleckig. **DM 18,–**

1056 **A. Auvard**
100 illustrirte Fälle aus der Frauen-Praxis. Fürs Deutsche bearbeitet von A. Rosenau ... Vorwort von F. v. Winckel. Leipzig, 1893. XI, 113 Seiten. Geb. Goldschnitt. **DM 20,–**

1057 **J.M. Baldy (Ed.)**
An American Text-Book of Gynecology, Medical and Surgical. 360 illus., 37 plates. London, 1894. XXIV, 713 Seiten. Die ersten Seiten lose. Geb. **DM 48,–**

1058 **Bardenheuer**
Zur Frage der Drainirung der Peritonealhöhle. Stuttgart, 1880. 60 Seiten. Br. **DM 58,–**

1059 **F.H. Bardenheuer**
Die Unfruchtbarkeit der Frau. 21 Abb. München, Berlin, 1942. 252 Seiten. Geb. Mit Anstreichungen im Text. Gest. **DM 18,–**

1060 **F. Barker**
Die Puerperal–Krankheiten. Nach der vierten Auflage des Originals ins Deutsche übertragen. von C.G. Rothe. Leipzig, (1880). XII, 275 Seiten. Geb. Hs. Widmungs-Vermerk u. Stempel a. Tb. **DM 72,–**

1061 **J.C.L. Barkow**
Disqusitiones circa originem et decursum arteriarum mammalium. Accedunt tabulae aeneae IV. Lipsiae, 1829. VIII, 114 Seiten. Tafeln im Anhang. Ppbd. Einband mit Wasserrändern. **DM 320,–**

1062 **E. Baudron**
De l'hystérectomie vaginale appliquée au traitement chirurgical des lésions bilatérales des Annexes de l'utérus (opérations de péan). Paris, 1894. 401 Seiten. Br. Gest. Anstreichungen im Text. 1. Umschl.-Seite beschr. **DM 18,–**

1063 **A.W. Bauer**
Allgemeinbehandlung in Gynäkologie und Geburtshilfe unter Einschluß der konservativen Lokalbehandlung. 8 Abb. Heidelberg, 1968. 388 Seiten. Geb. **DM 36,–**

1064 **E. Baust**
Die willkürliche Zeugung oder die Ursachen, welche die Entwicklung des männlichen und weiblichen Geschlechts bedingen. Stuttgart, 1870. 64 Seiten. Br. **DM 26,–**

1065 **L.-A. Becquerel**
Traité clinique des maladies de l'utérus et des ses annexes. Atlas de 18 planches, représentant 44 figures coloriées et noires. Paris, Londres, New-York, 1859. 16 Seiten u. Tafeln im Anhang. OPpbd. Leicht stockfleckig. **DM 120,–**

1066 **H. Beigel**
Die Krankheiten des weiblichen Geschlechtes ... In zwei Bänden. Hldr. Erster Band: Allgemeiner Theil, Physiologie, Pathologie und Therapie der Menstruation, Krankheiten der Eierstöcke. 1 lithogr., 4 kolorierte Tafeln, 226 Holzschnitte. Erlangen, 1874. XVI, 603 Seiten.
Zweiter Band: Krankheiten der Eileiter und der breiten Mutterbänder; Krankheiten der Gebärmutter, der Vagina, der äusseren Geschlechtstheile und der Brustdrüsen; Vaginismus und Sterilität. 2 lithogr. Tafeln und 284 Holzschnitte. Stuttgart, 1875. XIV, 882 Seiten. Geb. **DM 280,–**

1067 –,– dass. Br. **DM 240,–**

1068 **H. Beigel**
Pathologische Anatomie der weiblichen Unfruchtbarkeit (Sterilität), deren Mechanik und Behandlung. 113 Holzstiche. Braunschweig, 1878. XII, 419 OPpbd. Leicht stockfleckig. **DM 90,–**

1069 –,– dass. 2. Ausgabe. Br. Gest. Leicht stockfleckig. **DM 82,–**

1070 **B. Belonoschkin**
Biologie der menschlichen Spermatozoen im Konzeptionsgeschehen. Leipzig, 1944. 92 Seiten. Br. Umschlag beschädigt. **DM 4,–**

1071 **T.W.G. Benedict**
Bemerkungen über die Krankheiten der Brust- und Achsel-Drüsen. Breslau, 1825. 121 Seiten. Br. Exlibris a. 2. Umschl.-Seite. Leicht stockfleckig. **DM 140,–**

1072 **W. Benthin**
Therapie der Frauenkrankheiten. 3., neu bearbeitete Auflage. 23 Abb. Berlin, München und Wien, 1947. VIII, 272 Seiten. Geb. Mit Anstreichungen u. hs. Notizen im Text. N. a. Tb. **DM 5,–**

1073 **C.A.W. Berends**
Vorlesungen über praktische Arzneiwissenschaft. Hrsg. v. K. Sundelin. Sechster Band, Zweite Abtheilung. Weiberkrankheiten. Berlin, 1829. 522 Seiten. Geb. **DM 96,–**

1074 **L.F.E. Bergeret**
Des fraudes dans l'accomplissement des fonctions génératrices dangers et inconvénients pour les individus, la famille et la société. Paris, 1868. 205 Seiten, i. Anh. 7 Seiten Literaturverz. d. Bibliothek. **DM 48,–**

1075 **L.F.E. Bergeret**
Des fraudes dans l'accomplissement des fonctions génératrices. Quatrième édition. Revue, corrigée et augmentée Paris, 1873. 228 Seiten. Br. **DM 32,–**

1076 **E. Bergmann**
Erkenntnisgeist und Muttergeist. Eine Soziosophie der Geschlechter. Breslau, 1932. VIII, 448 Seiten. Ln. **DM 18,–**

1077 **E.G.F. Berndt**
Die Krankheiten der Wöchnerinnen. Erlangen, 1846. XXVII, 575 Seiten. Geb. N. a. Tb. **DM 120,–**

1078 **P. Bernhard**
Der Einfluß der Tabakgifte auf die Gesundheit und die Fruchtbarkeit der Frau. 1 Tafel. Jena, 1943. XI, 72 Seiten. Br. N. a. 1. Umschl.-Seite und auf Tb. Umschlag etwas lose. **DM 28,–**

1079 **K. Bertinelly**
Der Stadt- und Land-Doktor (Frauen- und Kinderarzt). Mit zwei Anhängen: "Die Wasserkur", "Die Haus-Apotheke". Berlin, o.J. 96 Seiten. Br. Umschlag beschädigt. **DM 10,–**

1080 **O. Beuttner**
Die transversale fundale Keilexzision des Uterus. Als Vorakt zur Exstirpation doppelseitig erkrankter Adnexe. Nebst einigen Bemerkungen zur konservativen Chirurgie der Adnexe überhaupt (Frontale Hemisektion des Ovariums). Mit 23 Abb. Stuttgart, 1911. 67 Seiten. Br. **DM 20,–**

1081 **L. Bey**
Studio sulla iperinvoluzione dell' utero. Contributo di 23 casi. o.O. (1911). 31 Seiten. 1 Falttafel. Br. 1. Umschl.-Seite gest. **DM 10,–**

1082 **Bibliothèque du Médecin-Praticien.**
Sous la direction du Docteur Fabre. Tome Premier. Maladies des Femmes. Paris, 1842. 693 Seiten (Tl. 1) 256 Seiten (Tl. 2). Geb. **DM 180,–**

1083 **H.R. Bigelow**
Elektrotherapie bei Frauenkrankheiten. Mit einer Einleitung von G. Apostoli. Deutsche autorisirte Ausgabe von R. Asch. Mit Illustrationen. Breslau, 1890. III, 220 Seiten. Hldr. Vb. gest. **DM 48,–**

1084 **Bockenheimer**
Ein kleiner Beitrag zur Ovariotomie. Frankfurt a.M., 1876. 37 Seiten. Br. **DM 36,–**

1085 **L.J. Boër**
Libri de Arte Obstetricia. Viennae, 1830. VIII, 384 Seiten. Geb. Mit Widmung des Verfassers an Dr. Lederer und Vermerkungen des Nachbesitzers auf dem Titelblatt. **DM 620,–**

1086 –,– dass. ohne Widmung. Br. **DM 450,–**

1087 –,– dass. Geb. Tb. ausgebessert, geringer Textverlust. Exlibris (Heinrich Martius). **DM 450,–**

1088 **E. Börner**
Ueber die orthopädische Behandlung der Flexionen und Versionen des Uterus. Stuttgart, 1880. 78 Seiten. Br. **DM 16,–**

1089 **L.M. Bossi**
Die gynäkologische Prophylaxe bei Wahnsinn. Berlin, 1912. 137 Seiten. Br. N. a. 1. Umschl.-Seite. **DM 28,–**

1090 **L.M. Bossi**
Il mio metodo di parto artificiale rapido nelle cliniche e a domicilio. Milano, 1906. 164 Seiten. Br. Hs. Widmung des Verfassers an Professor Fehling a. Tb. Umschlag etwas eingerissen. **DM 46,–**

1091 **L.M. Bossi**
Neuropsicopatie pazzia e malattie utero-ovariche. Relazione e discussione al XVI Congresso della Società Italiana di Ostetricia e Ginecologia (Roma ... 1911) sul tema proposto dal Comitato ordinatore: "Rapporti fra Ostetricia, Ginecologia e Psichiatria". Varese, 1912. 150 Seiten. Br. Hs. Widmung des Verfassers an Professor Fehling a. Tb. **DM 36,–**

1092 **H. Bouchard**
Du drainage utérin combiné à la dilatation et à l'antisepsie dans le traitement des métrites et des complications pelviennes. Paris, 1897. 158 Seiten. Br. **DM 24,–**

1093 **E. Bourdon**
Des anaplasties périnéo-vaginales dans le traitement des prolapsus de l'utérus, des cystocèles et des rectocèles. Avec huit planches. Paris, 1875. 155 Seiten. Br. Leicht stockfleckig. 1. Umschl.-Seite beschädigt. **DM 48,–**

1094 **A. Breisky**
Die Krankheiten der Vagina. 37 Holzschnitte. Stuttgart, 1886. XVIII, 205 Seiten. Hldr. = Deutsche Chirurgie. Lfg. 60. **DM 54,–**

1095 **F.J. Browne**
Postgraduate Obstetrics and Gynaecology. London, 1950. VI, 501 Seiten, 43 Seiten Index. Geb. **DM 30,–**

1096 **T. Bryant**
Clinical Surgery. Part VI. On diseases of the testicle, vesico- and recto-vaginal fistula, and ruptured perinaeum. London, 1866. Seite 445 – 540. Br. **DM 40,–**

1097 –,– Part VII. On ovariotomy. London, 1867. Seite 541 – 691. Br. **DM 40,–**

1098 **G. Bulius/C. Kretschmar**
Angiodystrophia ovarii. 3 Tafeln. Stuttgart, 1897. 65 Seiten. Br. **DM 27,–**

1099 **E. Bumm**
Der Mikro-Organismus der gonorrhoischen Schleimhaut-Erkrankungen "Gonococcus-Neisser"... Mit vier Tafeln. Wiesbaden, 1885. VII, 146 Seiten. Hldr. Besitzer-Vermerk und -Stempel a. Vb. Tb. gest. **DM 48,–**

1100 **D.W.H. Busch**
Das Geschlechtsleben des Weibes in physiologischer, pathologischer und therapeutischer Hinsicht. In 5 Bänden. Leipzig, 1839 – 1844. Bd. 2 – 5. Hldr. Rücken mit Goldprägung. Bd. 1 Ppbd. N. a. Vb. Leicht stockfleckig. **DM 1.400,–**

1101 –,– dass. Einzelbände
2. Band. Leipzig, 1840. VIII, 607 Seiten. Ppbd. Leicht stockfleckig. **DM 200,–**

1102 –,– dass.
3. Band. Leipzig, 1841. VIII, 844 Seiten. Ppbd. Leicht stockfleckig. **DM 200,–**

1103 **C. Capellmann**
Facultative Sterilität ohne Verletzung der Sittengesetze. 13. Tsd. Aachen, 1896. 23 Seiten. Br. **DM 14,–**

1104 **J. Carpentier-Méricourt**
Traité des maladies du sein comprenant les affections simples et cancéreuses. Paris, 1845. 3 Bl., 312 Seiten. 2 Bl. Leicht stockfleckig. **DM 86,–**

1105 **C.G. Carus**
Lehrbuch der Gynäkologie. 2 Theile. Leipzig, 1828. Zweite, durchgängig verbesserte, mit vielen Zusätzen und einer chronologischen Tabelle versehene Auflage. Hldr. 1 Kupfertafel. XVI, 456 Seiten. 2 Kupfertafeln, 1 Tab. u. 1 Schwangerschaftskalender. XVI, 608 Seiten. **DM 560,–**

1106 **H. Chaignot**
Étude sur l'exploration et la sensibilité de l'ovaire et en particulier de la douleur ovarique chez la femme enceinte. Paris, 1879. 108 Seiten. Br. **DM 38,–**

1107 **W.W. Chipman**
Observations on the Placenta of the Rabbit, with special Reference to the Presence of Glycogen, Fat and Iron. (Montreal), 1902. 261 Seiten. Br. Umschlag beschädigt = Studies from the Royal Victoria Hospital, Montreal. Vol. I. No. 4. (Gynaecology, I.) **DM 28,–**

1108 **R. Chrobak**
Untersuchung der weiblichen Genitalien und allgemeine gynäkologische Therapie. 104 Holzschnitte. Stuttgart, 1885. XXVI, 300 Seiten. Hldr. N. a. Vb. Gest. = Deutsche Chirurgie, Lief. 54. **DM 54,–**

1109 **A. Clemens**
Beobachtungen über die weisse schmerzhafte Schenkelgeschwulst der Kindbetterinnen. Frankfurt a.M., 1837. 34 Seiten. Br. **DM 80,–**

1110 **J. Cohnstein**
Beiträge zur Therapie der chronischen Metritis. Berlin, 1868. 100 Seiten. Geb. Leicht stockfleckig. **DM 48,–**

1111 **J. Cohnstein**
Grundriss der Gynäkologie. 113 Holzschnitte. Stuttgart, 1876. XII, 305 Seiten. Br. **DM 38,–**

1112 **B. Corner**
Prematurity. London, 1960. XIII, 587 Seiten. Geb. **DM 24,–**

1113 **C.C. Creve**
Von den Krankheiten des weiblichen Beckens. Mit XI Kupfertafeln. Berlin, 1795. 176 Seiten. Br. **DM 260,–**

1114 **C.C. Creve**
Vom Baue des weiblichen Beckens. Leipzig, 1794. VI, 96 Seiten, 9 Kupfertafeln i. Anh. Geb. N. a. Vb. **DM 240,–**

1115 **P. Dehnicke**
Zur Therapie der Eihaut- und Placentarretention. Wiesbaden, 1911. 33 Seiten. Br. **DM 15,–**

1116 **P.-L.-E. Dezarnaulds**
De l'hémorrhagie utérine après l'accouchement. Thèse pour le doctorat en médicine. Paris, 1856. 27 Seiten. Br. Umschlag fehlt. Leicht stockfleckig. **DM 40,–**

1117 **A. Dietrich/P. Frangenheim**
Die Erkrankungen der Brustdrüse. 116 Abb. Stuttgart, 1926. X, 309 Seiten. Geb. = Neue Deutsche Chirurgie. Hrsg. v. H. Küttner, 35. Bd. **DM 34,–**

1118 **G. Döderlein**
Die Behandlung entzündlicher Genitalerkrankungen der Frau. 3., neubearb. Aufl. 17 Abb. 2 farb. Tafeln. Leipzig, 1951. 130 Seiten. Geb. **DM 8,–**

1119 **A. Döderlein**
Das Scheidensekret und seine Bedeutung für das Puerperalfieber. 5 Tafeln, 1 Holzschnitt. Leipzig, 1892. VI, 86 Seiten. Hldr. gestempelt. **DM 36,–**

1120 **A. Döderlein/B. Krönig**
Operative Gynäkologie. 232 Abb. 9 Tafeln. 2., verbesserte und erweiterte Auflage. Leipzig, 1907. XVI, 721 Seiten. Geb. Mit Widmung des Verfassers an Professor von Bruns. **DM 48,–**

1121 –,– dass. ohne Widmung. **DM 38,–**

1122 **G.K. Döring**
Die Bestimmung der fruchtbaren und unfruchtbaren Tage der Frau mit Hilfe der Körpertemperatur. Stuttgart, 1954. 19 Seiten. Br. N. a. Vb. 2. Umschl.-Seite beschriftet. **DM 5,–**

1123 **G.K. Döring**
Empfängnisverhütung. 2., überarb. Aufl. 10 Abb. und 11 Tabellen. Stuttgart, 1967. VII, 68 Seiten. Br. **DM 2,–**

1124 **A. Doléris**
L'autre voie à propos de l'hysterectomie par la méthode Péan-Segond dans les inflammations pelviennes. Clermont (Oise), 1891. 56 Seiten. Br.
DM 10,–

1125 **J.-A. Doléris**
De l'endométrite et de son traitement. Paris, 1887. 72 Seiten. Br. **DM 15,–**

1126 **J. Donat**
Die gynäkologische Untersuchung. 26 Abb. Leipzig, o.J., 82 Seiten. Geb.
DM 14,–

1127 **L. Duclout**
Relation de trois cas de fistules vésicovaginales et d'un cas de fistule urétéroutérine opérées avec succès. Paris, 1869 34 Seiten. Br. Leicht stockfleckig.
DM 38,–

1128 **A. Dührssen**
Ueber die Behandlung der Eklampsie. 2 Abb. Leipzig, 1892. 161 Seiten. Br.
DM 38,–

1129 **E.B. Duffey**
Was die Frauen wissen sollten. Autorisirte Uebersetzung von Emma Emmerich. 4. Aufl. München, o.J. XVI, 243 Seiten. Geb. **DM 18,–**

1130 **L. Dumas**
Compte-rendu de la clinique obstétricale de Montpellier (Du 15 août 1878 au 15 Août 1879). Montpellier, 1880. 77 Seiten. Br. **DM 15,–**

1131 **J.M. Duncan**
Contributions to the Mechanism of Natural and Morbid Parturition, including that of placenta praevia. With an appendix. Edinburgh, 1875. XV, 468 Seiten. Geb. Mit Widmung des Verfassers an Dr. Fehling. **DM 130,–**

1132 **J.M. Duncan**
Fecundity, Fertility, Sterility and Allied Topics. Second edition, revised and enlarged. Edinburgh, 1871. XVI, 498 Seiten. Geb. Mit Widmung des Verfassers an Dr. Fehling. **DM 120,–**

1133 **F. Duparcque**
Die organischen Krankheiten der Gebärmutter, ... Übersetzt von P. Kapff. Reutlingen, 1838. XVI, 328 Seiten. Br. **DM 120,–**

1134 –,– dass. Geb. **DM 130,–**

1135 **F.P. Egert**
Gynäkologische Fragmente aus dem frühen Mittelalter. Nach einer Petersburger Handschrift aus dem VIII. – IX. Jahrhundert. Zum ersten Mal gedruckt. Berlin, 1936. 59 Seiten. Br. = Abhandlungen zur Geschichte der Medizin und der Naturwissenschaften, Heft 11. **DM 25,–**

1136 **E. Ehrendorfer**
Ueber Cysten und cystoide Bildungen der menschlichen Nachgeburt. 2 Tafeln. Leipzig, Wien, 1893. 83 Seiten. Br. **DM 24,–**

1137 **C.F. Eichstedt**
Zeugung, Geburts-Mechanismus und einige andere geburtshülfliche Gegenstände nach eigenen Ansichten. Greifswald, 1859. 196 Seiten. Br. **DM 58,–**

1138 **H. Eisenhart**
Die Wechselbeziehungen zwischen internen und gynäkologischen Erkrankungen. Stuttgart, 1895. VI, 168 Seiten. Br. **DM 27,–**

1139 **T.A. Emmet**
Risse des cervix uteri als eine häufige und nicht erkannte Krankheitsursache und die Behandlung der Risse des cervix uteri. Zwei Schriften. Uebersetzt von M. Vogel. Mit einem Vorwort von Breisky. Mit 7 Holzschnitten. Berlin, 1878. 47 Seiten. Br. 1. Umschl.-Seite gest. **DM 16,–**

1140 **E. Falk**
Die Entwicklung und Form des fötalen Beckens. 6 Abb. 5 Tafeln. Berlin, 1908. 163 Seiten. Hldr. **DM 46,–**

1141 **H. Fehling**
Beiträge zur operativen Behandlung der Uterus-Myome. Vortrag. Stuttgart, 1887. 36 Seiten. Br. **DM 25,–**

1142 **H. Fehling**
Die Bestimmung der Frau. Ihre Stellung zu Familie und Beruf. Rektoratsrede. 2. unveränd. Aufl. Stuttgart, 1892. 31 Seiten. Br. **DM 8,–**

1143 **H. Fehling**
Ehe und Vererbung. Vortrag. Stuttgart, 1913. 34 Seiten. Br. **DM 8,–**

1144 **H. Fehling**
Entwicklung der Geburtshilfe und Gynäkologie im 19. Jahrhundert. Berlin, 1925. VIII, 269 Seiten. Geb. **DM 60,–**

1145 –,– dass. Br. **DM 48,–**

1146 **H. Fehling**
Lehrbuch der Frauenkrankheiten. 2. neu bearbeitete Auflage. Stuttgart, 1900. XVI, 464 Seiten. Ln. N. a. Tb. **DM 64,–**

1147 **H. Fehling/K. Franz**
Lehrbuch der Frauenkrankheiten. 4. völlig umgearbeitete und vermehrte Auflage. 222 Abb. XII, 439 Seiten. Stuttgart, 1913. Br. **DM 58,–**

1148 **H. Fehling**
Thrombose und Embolie nach chirurgischen Operationen. 2 Tafeln, 7 Abb. Stuttgart, 1920. 91 Seiten. Br. **DM 8,–**

1149 **J. Feiler**
Ueber angeborne menschliche Mißbildungen im Allgemeinen und Hermaphroditen insbesondere. Ein Beitrag zur Physiologie, pathol. Anatomie, und gerichtl. Arzneiwissenschaft. Mit 2 colorirten Kupfern. Landshut, 1820. VIII, 133 Seiten. Br. N. a. Vb. **DM 92,–**

1150 **L. Fellner**
Klinische Beiträge zur Thure-Brandt'schen Behandlung der weiblichen Sexualorgane. 48 Abb. Wien, 1890. 87 Seiten. Br. **DM 18,–**

1151 **P. Ferrari**
La sala chirurgica maschile e la sala ginecologia dell'Ospedale Maggiore di Bergamo nel biennio 1889 – 90. Bergamo, 1891. 285 Seiten. Br. Rücken leicht beschädigt. **DM 20,–**

1152 **F. Fischer**
Ueber die Umstülpung der Gebärmutter ... Inaugural-Abhandlung. Würzburg, 1834. 32 Seiten. Br. 4^{0}. Leicht stockfleckig. Wasserränder. **DM 36,–**

1153 **C. Fock**
Ueber die operative Behandlung der Ovarien-Cysten, insbesondere über den Nutzen der Jodinjektionen zur Radicalheilung des Hydrops ovarii. Berlin, 1856. 117 Seiten. Br. = Separatabdruck aus der Monatsschrift für Geburtskunde und Frauenkrankheiten.
DM 38,–

1154 **L. Fraenkel**
Die Empfängsniverhütung. Biologische Grundlagen, Technik und Indikationen. Für Ärzte bearbeitet. Mit 71 Abb. Stuttgart, 1932. 212 Seiten. Br.
DM 24,–

1155 **O. v. Franque**
Cervix und unteres Uterinsegment. Eine anatomische Studie. Mit 2 Tafeln in Farbendruck u. 9 Figuren. Stuttgart, 1897. 191 Seiten. Br. **DM 38,–**

1156 **K. Franz**
Gynäkologische Operationen. Mit 152 Abb. Berlin, 1925. XI, 279 Seiten. Geb. Vb. u. Tb. gest. **DM 28,–**

1157 **H. Freund**
Gynäkologische Streitfragen. Stuttgart, 1913. 47 Seiten. Br. **DM 14,–**

1158 **M.B. Freund**
Die Lageentwicklung der weiblichen Beckenorgane insbesondere des weiblichen Genitalcanals, und ihre Abwege. Breslau, 1863. 98 Seiten. Br.
DM 36,–

1159 **W. Frey**
Herz und Schwangerschaft. Mit 15 Abb. Leipzig, 1923. VIII, 124 Seiten. Br. **DM 22,–**

1160 **H. Fritsch**
Bericht über die gynäkologischen Operationen des Jahrgangs 1891/92. 13 Abb. Berlin, 1893. VII, 287 Seiten. Hldr. Vb. gest. **DM 20,–**

1161 **H. Fritsch**
Gerichtsärztliche Geburtshülfe. 14 Figuren. Stuttgart, 1901. VI, 210 Seiten. Br. **DM 28,–**

1162 **H. Fritsch**
Die Krankheiten der Frauen. 4. verm. u. verb. Auflage. 181 Abb. Berlin, 1889. XII, 502 Seiten. Hldr. Stempel a. Vb. N. a. Tb. **DM 28,–**

1163 **H. Fritsch**
Die Lageveränderungen und die Entzündungen der Gebärmutter. 194 Holzschnitte. Stuttgart, 1885. XXXIV, 443 Seiten. Geb. Stempel u. N. a. Vb. = Deutsche Chirurgie, Lief. 56.
DM 80,–

1164 **Früherkennung des Collumcarcinoms.** Leistungen und Grenzen der Kolposkopie, Cytologie und Histologie. 19 Abb. Berlin, Göttingen, Heidelberg, 1957. VI, 75 Seiten. Br. = 31. Tagung d. Deutschen Gesellschaft für Gynäkologie. **DM 15,–**

1165 **Früherkennung und Behandlung des weiblichen Genitalcarcinoms.** Dargestellt in einzelnen Vorträgen. Mit 46 Abb., davon 16 farb. a. 4 Tafeln, 37 Tab. Stuttgart, 1957. 182 Seiten. Geb. Vb. gest. handschr. Anm.
DM 18,–

1166 **C. Fürst**
Klinische Mittheilungen über Geburt und Wochenbett. Mit Rücksicht auf deren Behandlung. Wien, 1883. VI, 94 Seiten. Br. **DM 20,–**

1167 **G. Gaehtgens**
Mangelernährung und Generationsvorgänge im weiblichen Organismus. 281 Abb. Leipzig, 1943. 171 Seiten. Geb. = Zwangl. Abh. a. d. Geb. d. Frauenheilkunde, Bd. 5. **DM 18,–**

1168 **G. Gaehtgens**
Der Vitaminhaushalt in der Schwangerschaft mit besonderer Berücksichtigung der Vitamine A und C. 21 Abb. Dresden u. Leipzig, 1937. X, 161 Seiten. Br. = Medizinische Praxis. Sammlung für ärztliche Fortbildung, Bd. 24. **DM 18,–**

1169 **A. Garkisch**
Klinische und anatomische Beiträge zur Lehre vom Uterusmyom. 22 Abb. Berlin, 1910. 151 Seiten. Br. Rücken leicht beschädigt. **DM 36,–**

1170 **V. Gautier**
Fistule Vésico-Uréthro-Vaginale opérée par l'oblitération transversale du vagin. Lausanne, 1879. 19 Seiten und 4 Figuren in Abb., Br. **DM 32,–**

1171 **Geburtenregelung.** Vorträge und Verhandlungen des Ärztekurses vom 28. – 30. Dezember 1928. Hrsg. K. Bendix. Berlin, 1928. 131 Seiten. Br. **DM 14,–**

1172 **J. Gérard**
Nouvelles causes de stérilité dans les deux sexes. Illustrations de José Roy, Edition définitive. Paris. o.J. III, 447 Seiten. Br. **DM 20,–**

1173 **H. Gesenius**
Empfängnisverhütung. 2., unveränderte Aufl. 55 Abb. u. 2 Farbtafeln. München u. Berlin, 1959. VIII, 224 Seiten. Geb. **DM 18,–**

1174 **E. Gläsmer**
Die Formfehler und die plastischen Operationen der weiblichen Brust. 48 Abb, Stuttgart, 1930. 94 Seiten. Br. **DM 8,50**

1175 **E. Gläsmer**
Geschlechtsfragen des Weibes. Konstitution-Geschlechtstrieb-Verjüngung. Stuttgart, 1930. 43 Seiten. Br. **DM 3,–**

1176 **E. Gläsmer/R. Amersbach**
Die weibliche Brust. Die Erhaltung ihrer Gesundheit und Formschönheit. 86 Abb. Stuttgart, 1929. 147 Seiten. Br. **DM 12,–**

1177 **J. Graetzer**
Die Krankheiten des Foetus. Breslau, 1837. XV, 272 Seiten. Br. N. a. Tb. Einband mit leichten Altersschäden. **DM 160,–**

1178 **P.W.T. Grenser**
Die Ovariotomie in Deutschland. Leipzig, 1870. VI, 104 Seiten. Br. **DM 48,–**

1179 **J. Grimoud**
La lutte contre le cancer de l'utérus. Paris, 1904. 295 Seiten. Geb. Mit Widmung vom Verfasser an Dr. Fehling. **DM 48,–**

1180 **A. Grotjahn**
Geburten-Rückgang und Geburten-Regelung. Berlin, 1914. XIV, 371 Seiten. Geb. **DM 56,–**

1181 **A. Guérin**
Leçons cliniques sur les maladies des organes génitaux internes de la femme. 21 figures, 2 planches. Paris, 1878. XLVIII, 592 Seiten. Br. Umschlag leicht beschädigt. **DM 120,–**

1182 **E. Guilliou**
Contribution à l'étude du mécanisme et du traitement du prolapsus génital chez les femmes agées. Paris, 1894. 74 Seiten. Br. Hs. Widm. d. Verf. für Dr. Faisans a. Tb. Schwache Wasserränder.
DM 42,–

1183 **A. Gusserow**
Die Neubildungen des Uterus. 51 Holzschnitte. Stuttgart, 1886. VII, 262 Seiten. Hldr. = Deutsche Chirurgie. Hrsg. v. Billroth/Luecke. Lfg. 57.
DM 60,–

1184 **Gynaecologia Helvetica** contenant les Comptes-Rendus officiels des séances de la Société d'Obstétrique et de Gynécologie de la Suisse Romande. Hrsg. v. O. Beuttner. 8. Jahrgang. (Bericht über das Jahr 1907). 73 Abb. 7 Tafeln, nebst Portrait der Professoren Vaucher und Jentzer. Genf, 1908. VII, 383 Seiten. Hldr. Portrait Vaucher fehlt.
DM 38,–

1185 **R. Haehl**
Gynäkologie und Homöopathie. Mit Berücksichtigung der Sterilität. Nach Vorlesungen von R. Haehl (†) herausgegeben und mit einem Anhang "Sterilität" ergänzt von E. Haehl. Stuttgart/Leipzig, 1935. 172 Seiten. Geb.
DM 24,–

1186 **J. Halban**
Gynäkologische Operationslehre. 398 Abb. Berlin und Wien, 1932. X, 448 Seiten. Hldr. **DM 35,–**

1187 **Handbuch der Frauenheilkunde.** Herausgegeben von E. Opitz. 2 Bände.
1. Band: Allgemeiner Teil. 179 Abb., 1 Tafel. Fünfte umgearbeitete und erweiterte Auflage. München 1927. XII, 479 Seiten. Geb.
2. Band: Besonderer Teil. 409 Abb. Fünfte umgearbeitete und erweiterte Auflage. München, 1927. XX, 1127 Seiten. Geb. **DM 68,–**

1188 **Handbuch der Frauenkrankheiten.** Redigirt von T. Billroth. 10 Abschnitte in 3 Bdn. 1877 – 82. Hldr. **DM 380,–**

1189 –,– dass. 2., gänzlich umgearbeitete Auflage. 3 Bände. Stuttgart, 1885 – 1886. Br. **DM 320,–**

1190 **Handbuch der Gynäkologie.** In drei Bänden (in 5) hrsg. v. J. Veit. Wiesbaden, 1897 – 99. Hldr. Vb. gest.
DM 240,–

1191 –,– dass. Dritte, völlig neubearbeitete und erweiterte Auflage des Handbuches der Gynäkologie von J. Veit. Hrsg. W. Stoeckel. 12 Bände (Band 9 fehlt) in 20 Einzelbänden. München, 1926 – 37. Hldr. 2 Bde. Br. **DM 1.300,–**

–,– dass. Einzelbände

1192 I. Bd., 1. Hälfte: Anatomie und topographische Anatomie. 1930. 230 z.T. farb. Abb. XII, 723 Seiten. Br. (statt DM 88,20) **DM 62,–**

1193 I. Bd., 2. Hälfte: Der mensuelle Genitalzyklus des Weibes und seine Störungen. 1928. 193 z.T. farb. Abb. XII, 551 Seiten. Br.
(statt DM 56,25) **DM 39,50**

1194 II. Bd.: Hygiene und Diätetik der Frau. 1926. 265 Abb. VII, 487 Seiten. Br. (statt DM 35,10) **DM 24,50**

Handbuch der Gynäkologie (Forts.)

1195 III. Bd.: Sterilität und Sterilisation. 1927. 302 z.Tl. farb. Abb. XII, 879 Seiten. Br.
(statt DM 67,50) **DM 47,–**

1196 IV. Bd., 1. Hälfte: Die physikalische Therapie in der Gynäkologie. 1930. 272 Abb. X, 476 Seiten. Br.
(statt DM 62,10) **DM 43,50**

1197 IV. Bd., 2. Hälfte: Klinik der gynäkologischen Röntgentherapie. I. Tl.: Die Behandlung der gutartigen Erkrankungen. 1933. 105 Abb. X, 714 Seiten. Br.
(statt DM 108,–) **DM 75,50**

1198 V. Bd., 1. Hälfte: Die Vulva und ihre Erkrankung. 1929. 469 z.T. farb. Abb. XII, 1041 Seiten. Br.
(statt DM 124,20) **DM 87,–**

1199 V. Bd., 2. Hälfte: Die Erkrankungen der Scheide. 1930. 271 z.T. farbige Abb. XII, 788 Seiten. Br.
(statt DM 106,20) **DM 74,50**

1200 VI. Bd., 1. Hälfte: Anatomie und Diagnostik der Carcinome, der Bindegewebs- und Mischgeschwülste des Uterus, der Blasenmole und des Chorionepithelioma malignum. 1930. 698 z.T. farb. Abb. XVI, 1167 Seiten. Br.
(statt DM 151,20) **DM 106,–**

1201 VI. Bd., 2. Hälfte: Die Klinik der Uterus-Tumoren. 1931. 160 z.T. farbige Abb. X, 838 Seiten. Br.
(statt DM 139,–) **DM 97,50**

1202 VII. Bd.: Die Erkrankungen der Eierstöcke und Nebeneierstöcke und die Geschwülste der Eileiter. 1932. 472 z. T. farb. Abb. XI, 1014 Seiten. Br.
(statt DM 180,–) **DM 126,–**

1203 VIII. Bd., 1. Teil: Bauchfellentzündung. Genitaltuberkulose. Krankheiten des Beckenbindegewebes. 1933. 128 z.T. farb. Abb. IX, 761 Seiten. Br.
(statt DM 136,–) **DM 95,20**

1204 VIII. Bd., 2. Teil: Die akuten und chronischen Infektionen der Genitalorgane mit Ausnahme der Tuberkulose und Gonorrhöe. 1933. 65 z.T. farb. Abb. VI, 514 Seiten. Br.
(statt DM 90,–) **DM 63,–**

1205 VIII. Bd., 3. Teil: Die gonorrhoische Infektion der Genitalorgane. 1934. 45 z.T. farb. Abb. VII, 300 Seiten. Br.
(statt DM 58,–) **DM 40,50**

1206 XI. Bd.: Die Beziehungen des Nervensystems zu den normalen Betriebsabläufen und zu den funktionellen Störungen im weiblichen Genitale. 1937. 104 z.T. farb. Abb., 6 farb. Tafeln und 1 Porträt. 1937. XVI, 460 Seiten. Br.
(statt DM 90,–) **DM 60,–**

1207 XII. Bd.: Geschichte der Frauenheilkunde. 1. Tl.: Die Frauenheilkunde der Alten Welt. 1937. 64 Abb. IX, 348 Seiten. Br.
(statt DM 30,–) **DM 21,–**

1208 **C. Hasse**
Zur Hygieine in der Frauenkleidung. Winke für praktische Ärzte und Hygieiniker. I. Artikel: Kunstbusen. II. Artikel: Beinkleider. Mit Abb. Berlin, Neuwied, 1885. 33 Seiten. Br.
DM 28,–

1209 **G.C.F. Hauff**
Medicinische Abhandlungen. Stuttgart, 1839. XXVI, 194 Seiten. Br. Schwache Wasserränder. **DM 120,–**

1210 **C.J. Haus**
Die Auscultation in Bezug auf Schwangerschaft. Würzburg, 1823. 66 Seiten. Br. **DM 78,–**

1211 **D. Haussmann**
Die Parasiten der weiblichen Geschlechtsorgane des Menschen und einiger Thiere. 3 Abb. Berlin, 1870. 141 Seiten, 1 Bl. Erklärung der Abbildungen. Im Anhang: Haussmann, Über die Entstehung der übertragbaren Krankheiten des Wochenbettes. Mit Holzschnitten. Berlin, 1875. 114 Seiten. Geb. **DM 68,–**

1212 **D. Haussmann**
Ueber das Verhalten der Samenfäden in den Geschlechtsorganen des Weibes. Berlin, 1879. 54 Seiten. Br. N. a. 1. Umschl.-Seite. **DM 62,–**

1213 **U.F. Hausmann**
Ueber die Zeugung und Entstehung des wahren weiblichen Eies bei den Säugethieren und Menschen. Mit 10 Kupfertafeln. Hannover, 1840. X, 136 Seiten. Ppbd. beschädigt. Exlibris. Leicht stockfleckig **DM 120,–**

1214 **A. Hayn**
Beitraege zur Lehre vom schraegovalen Becken. Mit einer lithographirten Tafel. Königsberg, 1852. 51 Seiten. Leicht stockfleckig. N. a. Tb. Geb. **DM 90,–**

1215 **A. Hegar**
Die Castration der Frauen. Leipzig, 1878. IV, 144 Seiten. Geb. Stockfleckig. **DM 65,–**

1216 **A. Hegar**
Die Entstehung, Diagnose und chirurgische Behandlung der Genitaltuberculose des Weibes. Stuttgart, 1886. IV, 60 Seiten. Br. **DM 14,–**

1217 **A. Hegar/R. Kaltenbach**
Die operative Gynäkologie. Mit Einschluß der gynäkologischen Untersuchungslehre. Erlangen, 1874. VIII, 459 Seiten. Geb. **DM 120,–**

1218 –,– dass. Zweite gänzlich umgearbeitete und vermehrte Auflage. 236 Holzschnitte. Stuttgart, 1881. XII, 773 Seiten. Geb. Stockfleckig. **DM 100,–**

1219 **A. Hegar**
Die Sterblichkeit während Schwangerschaft, Geburt & Wochenbett unter Privatverhältnissen, ihre Ursachen und die Mittel ihrer Verminderung. Denkschrift zur Eröffnung der neuen geburtshülflich-gynäkologischen Klinik in Freiburg. Nebst Anhang von R. Kaltenbach. Freiburg, 1868. 78 Seiten. Br. **DM 50,–**

1220 **A. Hegar**
Der Zusammenhang der Geschlechtskrankheiten mit nervösen Leiden und die Castration bei Neurosen. Stuttgart, 1885. VIII, 83 Seiten. Br. **DM 14,–**

1221 **G. Heinricius**
Om endometritis fungosa. Helsingfors, 1882. 112 Seiten. Br. Ohne Umschlag. **DM 18,–**

1222 **J. Heitzmann**
Die Entzündung des Beckenbauchfells beim Weibe. 77 Abb. Wien, 1883. 4 Bl., 230 Seiten. Geb. Vb. gest. Fleckig. **DM 48,–**

1223 **J. Heitzmann**
Spiegelbilder der gesunden und kranken Vaginalportion und Vagina. 25 Tafeln. 45 Holzschnitte. Wien, 1884. IV, 346 Seiten. Geb. **DM 75,–**

1224 **A. Hemmann**
Die Uterussonde als diagnostisches und therapeutisches Instrument. Zürich, 1850. 4 Bl., 32 Seiten. 1 Tafel mit Abb. im Anhang. Br. Umschlag eingerissen. **DM 65,–**

1225 **O. v. Herff**
Beiträge zur Lehre der Galactorrhoe. Ueber das Verhalten der Milchsekretion bei einem Falle von Galacorrhoea paradoxa. Zehn Tafeln, zwei Tabellen. Berlin und Neuwied, 1889. IV, 240 Seiten. 11 Seiten (Tabellen) Geb. Vb. gest. **DM 36,–**

1226 **K. Herrich**
Einige Beobachtungen und Bemerkungen über Gebärmutter-Polypen und deren Ausrottung. 1 Abb. Regensburg, 1846. 68 Seiten. Br. Einige Seiten v. Einb. gelöst. **DM 86,–**

1227 **G. Hewitt**
Diagnose, Pathologie und Therapie der Frauen-Krankheiten. Deutsch hersg. von A. Beigl. 124 Holzschnitte. Erlangen, 1869. VIII, 578 Seiten. Hldr. **DM 120,–**

1228 –,– dass. Deutsch hrsg. von H. Beigel. Zweite vollst. umgearb. Auflage. 139 Holzschnitte. Erlangen, 1873. XX, 770 Seiten. Br. Rücken leicht beschädigt. **DM 83,–**

1229 –,– dass. Hldr. **DM 98,–**

1230 **F. Hey**
Die Wichtigkeit des Stillens im Blick auf die Wohlfahrt des Einzelnen wie des ganzen Volkes und die Mittel, das Stillen zu ermöglichen. Offenbach, 1907. 23 Seiten. Br. **DM 15,–**

1231 **H. Hinselmann**
Die angebliche, physiologische Schwangerschaftsthrombose von Gefässen der uterinen Placentarstelle. 18 farb. Tafeln, 1 Textabb. Stuttgart, 1913. 79 Seiten. Br. **DM 38,–**

1232 **M. Hoefler**
Krankenheil bei Frauenkrankenheiten. München, 1880. 56 Seiten. Br. = Separat-Abdruck aus dem ärztl. Intelligenzblatte. **DM 18,–**

1233 **M. Hoefler**
Krankenheil bei Scrophulosis und Frauenkrankheiten. München, 1883. 51 Seiten. Br. **DM 14,–**

1234 **H. Högler**
Die vaginale Radikaloperation des Carcinoma colli uteri nach Schauta-Amreich. 47 Abb. Wien, Innsbruck, 1960. VII, 131 Seiten. Geb. **DM 25,–**

1235 **H. Hölder**
Lehrbuch der Krankheiten des weiblichen Geschlechts, vom klinischen Standpunkte, mit Zugrundlegung der dritten Auflage von .. S. Ashwells Lehrbuch ... Stuttgart, 1853. XVIII, 456 Seiten. Ppbd. Leicht stockfleckig. = Medicinische Handbibliothek, 5. Bd. **DM 98,–**

1236 **F. Hoffmann**
Die Sexualhormontherapie in der Gynäkologie. 45 Abb. Leipzig, 1953. VIII, 147 Seiten. Geb. **DM 10,–**

1237 **M. Hofmeier**
Anatomische und klinische Beitraege zur Lehre von der ektopischen Schwangerschaft. 1 lith. Doppeltafel, 6 Abb. Würzburg, 1894. 32 Seiten. Br. = Verhandlungen der Physikalisch-Medicinische Gesellschaft zu Würzburg. N. F. XXVIII. Band. Nr. 4. **DM 20,–**

1238 **M. Hofmeier**
Die kgl. Universitäts-Frauenklinik in Würzburg. 1885 – 1903. Berichte und Studien. 7 Abb. Stuttgart, 1903. 227 Seiten. Br. **DM 36,–**

1239 **M. Hofmeier**
Die Myomotomie dargestellt an 100 in der kgl. Universitäts-Frauenklinik zu Berlin ausgeführten Operationen. 28 Holzschnitte. Stuttgart, 1884. VI, 112 Seiten. Br. **DM 42,–**

1240 **R. Hofstätter**
Gesundheitliche Gefahren für die berufstätige Frau. 2 Abb. Berlin und Wien, 1944. VI, 96 Seiten. Br. = Einzelschriften zur Frauenheilkunde, Band 2. **DM 10,–**

1241 **C. Hohnbaum**
Ueber eine besondere Art des übermäßigen Monatsflusses. Erlangen, 1811. XII, 87 Seiten. Br. **DM 80,–**

1242 **J. Holst**
Beiträge zur Gynäkologie und Geburtskunde. 2 Hefte. Tübingen, 1865 – 1867
1 Tafel Abbildungen. IV, 202 Seiten.
2 Tafel Abbildungen. IV, 219 Seiten.
Geb. **DM 36,–**

1243 **W. Hüffell**
Anatomie und operative Behandlung der Gebärmutter- und Scheidenvorfälle. Nebst einem Vorwort von A. Hegar. 26 Abb. Freiburg i. Br., 1873. 52 Seiten. Br. Leicht stockfleckig. **DM 48,–**

1244 **P. Hüssy**
Die Schwangerschaft in ihren Beziehungen zu den anderen Gebieten der Medizin und ihre biologischen Probleme. 8 Abb, 18 Kurven. Stuttgart, 1923. XII, 326 Seiten. Br. **DM 18,–**

1245 **P.C. Huguier**
Mémoire sur les allongements hypertrophiques du col de l'utérus, dans les affections désignées sous les noms de descente, de précipitation de cet organe, et sur leur traitement par la résection ou l'amputation de la totalité du col, suivant la variété de la maladie. 13 Tafeln. Paris, 1860. 231 Seiten. Br. Mit Widmung vom Verfasser. **DM 180,–**

1246 **C. Jacobs**
Institut gynécologique. Statistiques des opérations pratiquées en 1889 – 1890 – 1891. Bruxelles, 1892. 80 Seiten. Geb. **DM 10,–**

1247 **O. Ihle**
Ueber zwei neue Transportable Beinhalter für gynäkologische Operationen in der Privatpraxis und über die bisher bekannten Beinhalter. Mit 16 Original-Holzschnitten. Neuwied, o.J. 22 Seiten. Br. **DM 15,–**

1248 –,– Ueber zwei neue transportable Beinhalter und über die bisherigen Beinhalter. 16 Holzschnitte. Leipzig, Berlin, Neuwied, 1895. 24 Seiten. Br. **DM 15,–**

1249 **W.H. Jones**
Quelques considérations pratiques sur les cas de rétrécissement du bassin observés à la clinique d'accouchement de Paris en 1857, 1858, 1859. Paris, 68 Seiten. Br. Hs. Widm. d. Verf. a. Tb. **DM 28,–**

1250 **Juville**
Abhandlung über die Bruchbänder, und andere bei Gebährmuttersenkungen, Aftervorfällen, künstlichen Aftern und Unenthaltsamkeit des Harns anwendbaren Verbänden. Aus dem Französischen mit 14 Kupfertafeln. Nebst einer Vorrede von ... Schreger. Nürnberg, 1800. XX, 138 Seiten. Ppbd. 8°. **DM 140,–**

1251 **H. Kahr**
Konservative Therapie der Frauenkrankheiten. Anzeigen, Grenzen und Methoden einschliesslich der Rezeptur. 2., neubearbeitete und vermehrte Auflage. Wien, 1940. 327 Seiten. Geb.
DM 20,–

1252 –,– dass. Dritte neubearbeitete und verbesserte Auflage. Wien, 1940. VIII, 334 Seiten. Geb. **DM 22,–**

1253 –,– dass. Sechste Auflage. Wien, 1944. VIII, 340 Seiten. Br. **DM 22,–**

1254 **J. Kalabin**
Beiträge zur Frage über die Behandlung der entzündlichen Erkrankungen der Gebärmutter-Adnexe mit dem galvanischen und dem faradischen Strome. 3 Abb. Jena, 1901. X, 230 Seiten. Br.
DM 28,–

1255 **M. Kaplan-Lapina**
Du courant alternatif sinusoidal en gynécologie. Paris, 1893. 134 Seiten. Br. **DM 14,–**

1256 **E. Kehrer**
Die physiologischen und pathologischen Beziehungen der weiblichen Sexualorgane zum Tractus intestinalis und besonders zum Magen. Berlin, 1905. IV, 215 Seiten. Geb.
DM 28,–

1257 **E. Kehrer**
Ursachen und Behandlung der Unfruchtbarkeit nach modernen Gesichtspunkten. Zugleich ein Beitrag zu den Störungen des sexuellen Lebens, besonders der Dyspareunie. 4 Tabellen, 13 Kurven, 2 Abb. Dresden, Leipzig, 1922. VI, 113 Seiten. Br. **DM 25,–**

1258 **F. Kermauner**
Beiträge zur Anatomie der Tubenschwangerschaft. 44 Abb. Berlin, 1904. 137 Seiten. Br. **DM 24,–**

1259 **T. v. Kézmárszky**
Klinische Mittheilungen aus der ersten geburtshilflich-gynäkologischen Universitäts-Klinik in Budapest über die Jahre 1874 – 82. Mit kurzer Übersicht über die Jahre 1869 – 74. Stuttgart, 1884. 239 Seiten. Br. **DM 39,–**

1260 **E.H. Kisch**
Das klimakterische Alter der Frauen in physiologischer und pathologischer Beziehung. Erlangen, 1874. VIII, 199 Seiten. Br. **DM 18,–**

1261 **E.H. Kisch**
Die Sterilität des Weibes, ihre Ursachen und ihre Behandlung. 43 Holzschnitte. Wien und Leipzig, 1886. IV, 186 Seiten. Geb. Tb. beschnitten. **DM 30,–**

1262 **R.W. Kistner**
Gynecology. Principles and practice. Second edition. Chicago, 1971. XX, 764 Seiten. Geb. **DM 46,–**

1263 **L. Kleinwächter**
Die Grundlinien der Gynäko-Elektrotherapie. Wien und Leipzig, 1892. 66 Seiten. Geb. = Separat-Abdruck aus der "Wiener Klinik". **DM 26,–**

1264 **R. Klien**
Über mehreiige Graaf'sche Follikel beim Menschen. Mit 5 durch Autotypie vervielfältigten Microphotographien. München, 1893. 18 Seiten. Br. = Münchener med. Abhandl. 4. Reihe, H. 4. **DM 15,–**

1265 **J.M. Klob**
Pathologische Anatomie der weiblichen Sexualorgane. Stuttgart, 1864. XIV, 569 Seiten. Br. Gestempelt.
DM 86,–

1266 **H. Knaus**
Die periodische Fruchtbarkeit und Unfruchtbarkeit des Weibes. 64 Abb, 12 Tabellen. Wien, 1934. III, 147 Seiten. Geb. **DM 24,–**

1267 **E. Koeberlé**
Opérations d'ovariotomie. Six planches. Paris, 1865. 152 Seiten. Br. Mit Widmung des Verfassers an Professor Robert. **DM 120,–**

1268 –,– dass. ohne Widmung. **DM 100,–**

1269 **E. Koeberlé**
Résultats statistiques de l'ovariotomie. Compte rendu des opérations pratiquées depuis le mois de juin 1862 jusqu'au mois de Juin 1868. Paris, 1868. 16 Seiten. **DM 28,–**

1270 **A. Kölliker**
Ueber die Lage der weiblichen inneren Geschlechtsorgane. Mit drei Tafeln, Bonn, 1882. 36 Seiten. Br. **DM 75,–**

1271 **Th. Koller/H. Stamm/K. Stäuble**
100 Jahre Geburtshilfe und Gynäkologie in Basel. Basel, 1970. 436 Seiten. Geb. **DM 58,–**

1272 **P. Kroemer**
Untersuchungen über den Bau der menschlichen Tube zur Klärung der Divertikelfrage mittels Modell-Rekonstruktion nach Born. 26 Abb. Leipzig, 1906. 31 Seiten. Br. **DM 18,–**

1273 **B. Krönig/O. Pankow**
Lehrbuch der Gynäkologie. 5. Auflage. 276 Figuren. Berlin, 1915. 531 Seiten. Geb. Tb. gestempelt. = R. Runges Lehrbücher der Geburtshilfe und Gynäkologie. **DM 25,–**

1274 **J. Kühn**
Die blennorrhoischen Krankheiten des männlichen und weiblichen Geschlechtes, ihre Erkenntniss und Behandlung. Leipzig, 1869. XVI, 382 Seiten. Geb. **DM 46,–**

1275 –,– dass. Br. **DM 40,–**

1276 **O. Küstner**
Beiträge zur Lehre von der Endometritis. Mit zwei lithographischen Tafeln. Jena, 1883. 64 Seiten. Br. Leicht beschädigt. **DM 48,–**

1277 **O. Küstner** (Hrsg.)
Berichte und Arbeiten aus der Universitäts-Frauenklinik zu Dorpat. 5 Tafeln, 1 Figur. Wiesbaden, 1894. XII, 911 Seiten. Geb. **DM 48,–**

1278 **O. Küstner**
Normale und pathologische Lagen und Bewebungen des Uterus. 25 Holzschnitte, 9 Tabellen. Stuttgart, 1885. VI, 116 Seiten. Geb. **DM 48,–**

1279 **O. Küstner**
Die Operation der Blasengenitalfisteln unter Benutzung der vorderen Cervixwand. 9 Abb. Stuttgart, 1911. 53 Seiten. Br. = Sonderabdruck aus "Zeitschrift für Geburtshilfe und Gynäkologie, Bd. 67. **DM 28,–**

1280 **H. Kyank**
Oxydationslage und Eiweiss-Stoffwechsel bei Schwangerschaftstoxikosen. 42 Abb. Leipzig, 1953. 102 Seiten. Br. = Zwanglose Abhandlungen auf dem Gebiete der Frauenheilkunde, Bd. 15. **DM 16,–**

1281 **P. Labarthe**
Le chancre simple chez l'homme et chez la Femme. Paris, 1873. 135 Seiten. Br. **DM 28,–**

1282 **Laborie**
Histoire des thrombus de la vulve et du vagin spécialement après l'accouchement. Considérations anatomiques sur le siége des thrombus et sur leur traitement. Paris, 1860. 55 Seiten. Br. Umschlag beschädigt, mit Widmung des Verfassers. **DM 60,–**

1283 **L. Landau**
Anatomische und klinische Beiträge zur Lehre von den Myomen am weiblichen Sexualapparat. 8 Abb., 3 Zeichnungen. Berlin, Wien 1899. 84 Seiten. Br. N. a. Umschlag. **DM 30,–**

1284 **O. Langgaard**
Ein neues Instrument für die Vorfälle, Neigungen und Beugungen der Gebärmutter. Berlin, 1866. 23 Seiten. Br. Leicht stockfleckig. **DM 48,–**

1285 **A. Laquerrière**
Ètude clinique sur le traitement des fibromes utérins par la méthode d'Apostoli et en particulier sur ses résultats eloignés. Paris, 1900. 136 Seiten. Br. Umschlag beschädigt. **DM 15,–**

1286 **E. Laskine**
Essai sur la version bipolaire. Paris, 1890. 108 Seiten. Br. **DM 34,–**

1287 **F. La Torre**
La Galleria della Clinica Ostetrica. Profili e ricordi. Vol. I. Scansano, 1902. 189 Seiten. Br. **DM 38,–**

1288 **A. Le Double**
Du kleisis génital et principalement de l'occlusion vaginale et vulvaire dans les fistules uro-génitales. Paris, 1876. 247 Seiten. Br. Umschlag beschädigt. **DM 60,–**

1289 **T.S. Lee**
Von den Geschwülsten der Gebärmutter und der übrigen weiblichen Geschlechtstheile. Aus dem Englischen übersetzt. Berlin, 1847. 330 Seiten. Br. = Sammlung gekrönter Preisschriften des Auslandes, Tl. 3, 4. **DM 80,–**

1290 **A. Legroing-La Maisonneuve**
Essai sur le genre d'instruction le plus analogue. A la destination des femmes. 2. Auflage. Paris, an X – 1801. 154 Seiten. Br. Gestempelt. **DM 150,–**

1291 **Leopold**
Rede zur Feier des 75jährigen Bestehens der Königlichen Frauenklinik zu Dresden. Dresden, 1890. 20 Seiten. Br. **DM 18,–**

1292 **G. Lepage**
Fonctionnement de la maison d'accouchements baudelocque. Clinique de la faculté dirigée par A. Pinard. Paris, 1892. 120 Seiten. Br. Rücken leicht beschädigt. **DM 20,–**

1293 **G. Leopold**
Arbeiten aus der königlichen Frauenklinik zu Dresden. I. Band enthaltend:
1. Die königliche Frauenklinik in Dresden 1884 – 1891, namentlich als Unterrichtsanstalt für Ärzte.
2. Die geburtshülflichen Operationen bei engem Becken: Künstliche Frühgeburt, Wendung und Extraktion, Perforation, Sectio caesarea und Symphyseotomie. 10 Abb, 1 Curventafel. Leipzig, 1893. VI, 388 Seiten. Geb. Gestempelt. **DM 46,–**

1294 –,– dass. II. Band: Geburtshilfe und Gynäkologie. 2 Tafeln, 12 Curventafeln, 37 Abb. Leipzig, 1895. VIII, 391 Seiten. Geb. **DM 46,–**

1295 **G. Leopold**
Studien über die Uterusschleimhaut während Menstruation, Schwangerschaft und Wochenbett. 10 Tafeln. Berlin, 1878. VI, 146 Seiten. Br. = Separat-Abdruck aus dem "Archiv für Gynäkologie", Bd. XI und XII.
DM 38,–

1296 **T. Letousey**
De l'hystérectomie sus-vaginale par la voie abdominale dans le traitement des tumeurs utérines en dehors de la grossesse. Paris, 1879. 139 Seiten. Br.
DM 48,–

1297 **W. Liepmann**
Atlas der Operations-Anatomie und Operations-Pathologie der weiblichen Sexualorgane mit besonderer Berücksichtigung des Ureterverlaufes und des Suspensions- und Stützapparates des Uterus in 40 Tafeln. Zweite, vermehrte Auflage. Berlin, Wien, 1924. 176 Seiten. OPpbd. Gr.-Fol. **DM 170,–**

1298 **C.C.T. Litzmann**
Die Formen des Beckens, insbesondere des engen weiblichen Beckens, ... nebst einem Anhange über die Osteomalacie. Mit 6 lithographirten Tafeln. Berlin, 1861. VI, 153 Seiten. OPpbd. Tafeln lose. Mehrfach gestempelt. Mit Anstreichungen im Text. Einband beklebt, fleckig, gestempelt. **DM 520,–**

1299 **E. Löhlein**
Die Beziehungen der Fibroide des Uterus zu Schwangerschaft, Geburt und Wochenbett. München, 1880. 25 Seiten. Br. Gestempelt. Dissertation. **DM 36,–**

1300 **H. Löhlein**
Gynäkologische Tagesfragen, nach Beobachtungen in der Giessener Universitäts-Frauenklinik. Über Häufigkeit, Prognose und Behandlung der puerperalen Eklampsie. Wiesbaden, 1891. 26 Seiten. Br. Mit Widmung des Verfassers. **DM 28,–**

1301 –,– dass. ohne Widmung **DM 20,–**

1302 **W. Loewenthal**
Die Lageveränderungen des Uterus. Heidelberg, 1872. VII, 122 Seiten. Br. N. a. Umschlag. **DM 28,–**

1303 **R. Lomer**
Zur Beurtheilung des Schmerzes in der Gynäkologie. Wiesbaden, 1899. 82 Seiten. Br. Gestempelt. **DM 20,–**

1304 **J.H. Lubinus**
Massage und Gymnastik während der Schwangerschaft und im Wochenbett. 10 Abb. München, 1936. 22 Seiten. Br. **DM 5,–**

1305 **W. Lüttge**
Wärme-Bäder und Strahlenbehandlung der Frauenkrankheiten. 14 Abb, 8 Tabellen. Stuttgart, 1938. VII, 164 Seiten. Geb. **DM 10,–**

1306 **H. Luschka**
Die Musculatur am Boden des weiblichen Beckens. Mit 4 Tafeln. Wien, 1861. 24 Seiten. Geb. Leichte Altersspuren. **DM 80,–**

1307 **R. de Madec**
Traitement chirurgical du cancer de l'utérus. Indications et manuel opératoire de l'hystérectomie vaginale. Paris, 1887. 116 Seiten. Br. **DM 45,–**

1308 **H. Manning**
Über die Mutterbeschwerung nach der 2ten Lond. Auflage aus dem Englischen übersezt und mit einer Einleitung über die vorzüglichsten Ursachen dieser heut zu Tage herrschenden Krankheit, nebst vielen praktischen Zusäzen und Erläuterungen vermehrt.von F.St. Hanke. Wien, 1790. LXXII, 258 Seiten. 23 Bl. Ppbd. Leicht stockfleckig. **DM 150,–**

1309 **L.V. Marcé**
Traité de la folie des femmes enceintes des nouvelles accouchées et des nourrices et considérations médicolégales qui se rattachent à ce sujet. Paris, 1858. VI, 394 Seiten. Br. **DM 150,–**

1310 **A. Martin**
Ueber ektopische Schwangerschaft. Congrès périodique international de Gynécologie et d'obstétrique. 1e session. Bruxelles, 1892. 20 Seiten, Abb. Tabellen. Br. Umschlag beschädigt. **DM 24,–**

1311 **E. Martin**
Der Haftapparat der weiblichen Genitalien. Eine anatomische Studie. 2. Teil: Der Prolaps. Mit 24 Tafeln (Tafel 17 – 40) Berlin, 1912. Geb. **DM 180,–**

1312 **E. Martin**
Hand-Atlas der Gynäkologie und Geburtshilfe.hrsg. von A. Martin. Zweite umgearbeitete und vermehrte Auflage. 94 Tafeln. Berlin, 1878. Geb. **DM 160,–**

1313 **E. Martin**
Ueber die Eierstockswassersuchten insbesondere deren Erkenntniss und Heilung nebst einem neuen Regulativ für die Ovariotomie. Jena, 1852. VIII, 104 Seiten. Br. **DM 72,–**

1314 **E. Martin**
Zur Gynäkologie. 1. Heft: Die Gebäranstalt und die geburtshülflichen Kliniken der Universität Jena. Jena, 1848. XVIII, 146 Seiten. Br. **DM 72,–**

1315 **H.G. Marschall**
Unterricht zur Pflege der Ledigen, Schwangern, Mütter und Kinder in ihren besonderen Krankheiten und Zufällen. Zwei Theile. Dritte durchaus vermehrte und verbesserte Auflage. Offenbach, 1796. XLVIII, 210; 181 Seiten. Geb. Stockfleckig = Die Aerztin für Mädchen, Mütter und Kinder. **DM 190,–**

1316 **L. Martineau**
Lecons sur la thérapeutique de la métrite. Paris, 1887. 122 Seiten. Br. Ohne Umschlag. **DM 26,–**

1317 **L. Martini**
Die Anschwellungen und Verhärtungen der Gebärmutter sind nicht unheilbar. Augsburg, 1871. 12 Seiten. Br. Ohne Umschlag. **DM 28,–**

1318 –,– dass. 2., vermehrte Auflage. Augsburg, 1873. 36 Seiten. Br. **DM 28,–**

1319 –,– dass. 3., vermehrte Auflage. Augsburg, 1875. 60 Seiten. Br. **DM 28,–**

1320 –,– dass. 4., vermehrte Auflage. Augsburg, 1876. 95 Seiten. Br. **DM 28,–**

1321 **L. Martini**
Die Unfruchtbarkeit des Weibes. Fingerzeige zu ihrer gedeihlichen Behandlung. 2., vermehrte Auflage. Erlangen, 1864. 68 Seiten. Br. **DM 8,–**

1322 **H. Martius**
Lehrbuch der Gynäkologie. 438 Abb. Wiesbaden, 1946. VIII, 411 Seiten. Geb. **DM 15,–**

1323 **H. Martius**
Lehrbuch der Gynäkologie. 7., überarbeitete Auflage. 463 Abb. Stuttgart, 1962. XV, 459 Seiten. Geb.
DM 28,–

1324 **A. Mayer**
Erfahrungen mit der Freigabe der Schwangerschaftsunterbrechung in der Sowjet-Republik. Vollständige Uebersetzung der einschlägigen Arbeiten des ersten allukrainischen Kongresses der Geburtshelfer und Gynäkologen in Kiew. Stuttgart, 1933. 232 Seiten. Br. = Beilageheft zur Zeitschrift für Geburtshilfe und Gynäkologie, Bd. 104.
DM 16,–

1325 **C. Mayer**
Vortrag über Erosionen, Excoriationen und Geschwürsformen der Schleimhaut des Cervical-Canals und der Muttermundslippen, ... Mit vier Farbendrucktafeln. Berlin, 1861. VI, 37 Seiten. Hldr. Tb. gest. = C. Mayer, Klinische Mittheilungen aus dem Gebiete der Gynaecologie, I. Heft. **DM 58,–**

1326 **C.E.L. Mayer**
Die Beziehungen der krankhaften Zustände und Vorgänge in den Sexual-Organen des Weibes zu Geistesstörungen. Berlin, 1869. 163 Seiten. Geb. Gestempelt. **DM 58,–**

1327 **L.J.C. Mende**
Die Krankheiten der Weiber, nosologisch und therapeutisch bearbeitet. 2 Theile. Leipzig, 1810 – Berlin, 1811. 309; VIII, 400 Seiten. Geb.
DM 220,–

1328 **Mensinga**
Das Frauenleben. In Bildern nach dem Leben dargestellt und ärztlich beleuchtet. Neuwied, Leipzig, 1891. VIII, 106 Seiten. Geb. Angebunden: Baginsky, A., Das Leben des Weibes. 3. Auflage. Stuttgart, 1885, 159 Seiten.
DM 36,–

1329 **Menville**
Histoire médicale et philosophique de la femme considérée dans toutes les époques principales de sa vie. 3 Bände. Paris, 1845. XLIV, 488, 462, 658 Seiten. Geb. **DM 240,–**

1330 **D.K.T. Merrem**
Ueber den Cortex Adstringens Brasiliensis. Mit vier ausgemalten Abbildungen. Köln, 1828. IV, 106 Seiten. Geb. Rücken beschädigt. **DM 90,–**

1331 **S. Merriman**
Die regelwidrigen Geburten und ihre Behandlung. Aus dem Englischen nach der letzten bedeutend vermehrten Ausgabe des Originals übersetzt von H.F. Kilian. 2. Ausg. 5 lith. Tafeln. Mannheim u. Leipzig, 1831. XIV, 354 Seiten. Geb. **DM 280,–**

1332 **E. Meyer**
Du strabisme et spécialement des conditions de succès de la strabotomie. Avec figures. Paris, 1863. 112 Seiten. Geb. **DM 50,–**

1333 **L. Meyer**
Der Menstruationsprozess und seine krankhaften Abweichungen. Stuttgart, 1890. VI, 143 Seiten. Br. **DM 22,–**

1334 **R. Meyer**
Ueber epitheliale Gebilde im Myometrium des foetalen und kindlichen Uterus einschliesslich des Gartner'schen Ganges. 36 Abb., 11 Tafeln. Berlin, 1899. 154 Seiten. Geb.
DM 34,–

1335 **H. Meyer-Rüegg**
Kompendium der Frauenkrankheiten. 143 Figuren. 2. Auflage. Leipzig, 1911. VIII, 310 Seiten. Geb.
DM 10,–

1336 **H. Meyer-Rüegg**
Kompendium der Frauenkrankheiten. 163 Fig. 4., umgearb. Aufl. Berlin, 1921. VIII, 378 Seiten. Geb. N. a. Tb.
DM 12,–

1337 **L. Michels**
Die chronischen Frauenkrankheiten mit besonderer Berücksichtigung ihrer Behandlung im Bade Creuznach. Zweite vermehrte Auflage. Berlin, 1869. VIII, 81 Seiten. Br. Umschlag beschädigt.
DM 58,–

1338 **L. Michels**
Die Fibromyome des Uterus. Stuttgart, 1877. 61 Seiten. Br. **DM 18,–**

1339 **Millot**
L'art de procréer les sexes à volonté, troisième édition, augmentée de la Solution de plusieurs questions faites à l'Auteur, spécialement du moyen de rendre fécondes les Femmes dont la stérilité dépend de la conformation interieure. 8 Kupfertafeln. Paris, 1802. XX, 447 Seiten. Geb. Exlibris. Mehrfach beschriftet a. 2. Umschl.-Seite u. Tb. **DM 420,–**

1340 **G.L. Moench**
Studien zur Fertilität. 24 Abb., 14 Tabellen. Stuttgart, 1931. 143 Seiten. Br. **DM 14,–**

1341 **M. Moers**
Das weibliche Seelenleben. Seine Entwicklung in Kindheit und Jugend. Berlin, 1941. 315 Seiten. Geb.
DM 18,–

1342 **W.F. Montgomery**
Die Lehre von den Zeichen, Erscheinungen und der Dauer der menschlichen Schwangerschaft, so wie von den Phänomenen einer überstandenen Geburt. Bonn, 1839. XXVIII, 418 Seiten. Geb. 2 Tafeln. **DM 240,–**

1343 **J. Moor**
Das in Zürich befindliche kyphotisch-querverengte Becken. Mehrere Holzschnitte, fünf Tafeln. Zürich, 1865. 76 Seiten. Br. **DM 58,–**

1344 **A. Mooren**
Gesichtsstörungen und Uterinleiden. 2., umgearbeitete Auflage. Wiesbaden, 1898. VIII, 106 Seiten. Br. Rücken leicht beschädigt. **DM 36,–**

1345 **A.C.M. v. Moorsel**
Casuistische Beiträge zur Parametritis purulenta. Jena, 1895. 70 Seiten. Br.
DM 18,–

1346 **E. Morigny**
Contribution a l'étude de la pathogénie et du traitement de l'hématocéle rétro-utérine. Paris, 1891. 50 Seiten. Br. Mit Widmung des Verfassers a. Tb.
DM 28,–

1347 **L. Müller**
Placenta praevia, die vorliegende Nachgeburt, ihre Entwicklung und Behandlung. Stuttgart, 1877. 343 Seiten. Br. 1 Tafel i. Anh. **DM 46,–**

1348 **K. Niedner**
Grundlagen und Ergebnisse der Sulfonamidanwendung gegen Karzinomstreptokokken. 14 Abb. Leipzig, 1953. 138 Seiten. Br. Angefügt: 7 Falt-Tabellen, zusammengeheftet. = Zwanglose Abhandlungen auf dem Gebiete der Frauenheilkunde. Hrsg. v. R. Schröder. Bd. 13. **DM 12,–**

1349 **C.P. Noble**
Progress in Gynecology, o.O. 1899. 5 Seiten. Br. An address delivered before the Alumni Ass. of the Univ. of Maryland. **DM 5,–**

1350 **H.O. Neumann**
Der mensuelle Genitalzyklus des Weibes. Berlin, 1935. 66 Seiten. Br. = Sitzungsberichte der Gesellschaft zur Beförderung der gesamten Naturwissenschaften zu Marburg. Jg. 1935. 70. Bd. 1. Heft. **DM 22,–**

1351 **A. Nonat**
Traité pratique des maladies de l'utérus, de ses annexes et des organes génitaux externes. Deuxième édition entièrement refondue et considérablement augmentée. Avec la collaboration d' A. Linas. Avec figures dans le texte. Paris, 1874. XIII, 1190 Seiten. Br. 1. Umschl.-Seite gest. **DM 130,–**

1352 **G. Norström**
Massage dans les affections du voisinage de l'utérus et de ses annexes. Paris, 1892. 141 Seiten. Br. Hs. Widmung des Verfassers a. 1. Umschl. Seite. **DM 32,–**

1353 **G. Norström**
Le massage de l'utérus. Paris, 1889. 214 Seiten. Br. Mit z. Tl. ausradierter hs. Widmung des Verfassers a. 1. Umschl.–Seite. **DM 38,–**

1354 **v. Nussbaum**
Die Drainagirung der Bauchhöhle und die intraperitonale Injection. Ein Beitrag zur Lehre über penetrirende Bauchwunden und Ovaritomie. München, 1874. 15 Seiten. Br. Goldschnitt. **DM 24,–**

1355 **v. Nussbaum**
Operation einer Uterusgeschwulst in zwei Zeiten. München, 1884. 12 Seiten. Br. **DM 15,–**

1356 **F. Oefele**
Die nichtpathologische Gynaekologie der alten Aegypter. Berlin, 1894. 35 Seiten. Br. Umschlag mit Wasserrand. **DM 22,–**

1357 **H. Offergeld**
Der Einfluß des Geschlechtsverkehrs auf das Befinden der Frau. 2. Auflage. Stuttgart, 1930. 76 Seiten. Br. **DM 4,–**

1358 **J.C.F. Ollenroth**
Die Heilbarkeit der Eierstocks-Wassersucht. Mit einer lithographirten Tafel. Berlin, 1843. VII, 104 Seiten. Ppbd. Leicht stockfleckig. Vb. beschr. **DM 100,–**

1359 **Ollivier (Clément)**
Essai sur le traitement rationnel de la Descente de l'utérus et les affections les plus communes de cet organe. Paris, o.J. (1838) XII, 115 Seiten. Br. Leicht stockfleckig. Leichte Altersschäden. **DM 120,–**

1360 **R. Olshausen**
Sententiae controversae aus der Gynäkologie und Geburtshilfe ... o.O., o.J. 40 Seiten. Br. **DM 12,–**

1361 **F.B. Osiander**
Über die Entwickelungskrankheiten in den Blüthenjahren des weiblichen Geschlechts. 2 Theile. 2., verbesserte und vermehrte Ausgabe. Tübingen, 1820 – 1821. XVIII, 226; XX, 343 Seiten. Geb. **DM 340,–**

1362 **J. Pauly**
Ueber Dermoid-Cysten des Ovariums. 1. Teil. Breslau, 1875. 41 Seiten. Br. **DM 26,–**

1363 **J. Péan**
Ovariotomie. L.ovariotomie peut-elle être faite à Paris avec des chances favorables de succès? – Péan, J., Splénotomie. Observation d'ablation complète de la rate pratiquée avec succès. – Magdelain, M., Considérations pathologiques, chirurgicales et physiologiques suivies d'un historique de la splénotomie. Deuxième édition. Paris, 1869. 184 Seiten. Geb. Stockfleckig. **DM 120,–**

1364 **H. v. Peham/H. Katz**
Die instrumentelle Perforation des graviden Uterus und ihre Verhütung. Wien, 1926. 204 Seiten. Br.
DM 18,–

1365 **P. Pératé**
Technique de l'hystérectomie vaginale Paris, 1896. 115 Seiten. Br. Rücken beschädigt. **DM 42,–**

1366 **L. Picqué**
De l'intervention chirurgicale dans le cancer de l'utérus. Paris, 1880. 184 Seiten. Br. **DM 46,–**

1367 **A. Pinard**
De l'agrandissement momentane du bassin. Rapport lu au congrès international des sciences médicales tenu a Rome du 29 mars au 5 Avril 1894. Paris, 1894. 59 Seiten. Br. 1. Umschlag-Seite gestempelt und beschrieben.
DM 18,–

1368 **L. Piskacek**
Beiträge zur Therapie und Casuistik der Uterusrupturen. Wien, 1889. 35 Seiten. Br. Umschlag fleckig, Rücken beschädigt. **DM 15,–**

1369 **L. Pincus**
Atmokausis und Zestokausis. Die Behandlung mit hochgespanntem Wasserdampf in der Gynaekologie. Nebst einem Anhang: Atmokausis und Zestokausis in der Chirurgie und Rhinologie. 35 Abb., Tafeln und Kurven. Wiesbaden, 1903. XII, 410 Seiten. Br. Hs. Widmung des Verlegers a. 1. Umschl.-Seite (z. Tl. ausradiert). **DM 48,–**

1370 **E. Preissecker**
Lumbalanästhesie in der Geburtshilfe und Gynäkologie. Mit besonderer Berücksichtigung der Biochemie des Liquors und der Blutliquorschranke. Mit einem Vorwort von W. Weibel. 2 Abb., 3 Tafeln. Wien, 1934. 76 Seiten. Tb. gest. N. a. Vb. **DM 24,–**

1371 **B. Rosinski**
Die Syphilis in der Schwangerschaft. 7 Tafeln, 17 Abb. Stuttgart, 1903. VI, 206 Seiten. Br. **DM 48,–**

1372 **H. de Rothschild**
L'allaitement mixte et l'allaitement artificiel. Paris, 1898. V, XI, 659 Seiten. Br. Umschlag beschriftet und gestempelt. **DM 58,–**

1373 **E. Runge**
Praktikum der gynäkologischen Strahlentherapie nebst einem Anhang über die Verwendung der Röntgenstrahlen in der Geburtshilfe. Leipzig, München, 1921. VIII, 568 Seiten. Geb.
DM 28,–

1374 **E. Runge**
Über die Verwendung der Röntgenstrahlen in der Geburtshilfe und Gynäkologie. 6 Abb. Berlin, Wien, 1912. 28 Seiten. Br. = Beihefte zur Med. Klinik. Jg. VIII, H. 12. **DM 18,–**

1375 **A.V. Salgues**
L'ami des mères de famille ou traité d'éducation physique et morale des enfans.Paris, 1814. 376 Seiten. Ppbd. Leicht stockfleckig. **DM 200,–**

1376 **Sammlung klinischer Vorträge in Verbindung mit deutschen Klinikern.**
Hrsg. von Volkmann. Gynäkologie. No. 31 – 53. Leipzig, o.J. Seite 723 – 1434. Geb. Die letzten Seiten Br.
DM 60,–

1377 **F. Schatz**
Die Druckverhältnisse im Unterleibe des nicht belasteten und die Bauchpresse nicht willkürlich anstrengenden Menschen. Mit vielen Holzschnitten. Im Anhang:
Leopold C.G., Ueber ein schrägverengtes rachitisches Becken. (Mit 1 Tafel. Abbildungen). IV, 101 Seiten. Br.
N. a. 1. Umschl.-Seite = Jubel-Festgruss und Erinnerungsgabe den Hochwillkommenen zur gynaekologischen Section der 45. Versammlung Deutscher Naturforscher und Aerzte zu Leipzig vom 12. bis 17. August 1872 ...
DM 30,–

1378 **A. Schilling**
Neues Verfahren den Gebärmutter- und Scheidenvorfall durch einen neu construirten Mutterträger vollständig zu heilen oder leicht und ganz sicher zurückzuhalten. Dritte, ... umgearbeitete, vermehrte und mit Lithographien versehene Auflage. Erlangen, 1854. VIII, 67 Seiten. Ppbd. Leicht stockfleckig. **DM 68,–**

1379 **A. Schmidt**
Ein Cystoma Ovarii Proliferum Pappillare. Microscopische Skizze. Frankfurt am Main, 1880. 23 Seiten. Br. **DM 18,–**

1380 **C. Schroeder**
Handbuch der Krankheiten der weiblichen Geschlechtsorgane. 8. verb. Auflage. 185 Abb. Leipzig, 1887. XII, 608 Seiten. Hldr. Leicht stockfleckig. = Handbuch der speciellen Pathologie und Therapie. Hrsg. H. v. Ziemssen. 10. Bd. **DM 48,–**

1381 **K. Schröder**
Kritische Untersuchungen über die Diagnose der Haematocele retrouterina, angeknüpft an einem Fall von Uterus und Vagina duplex mit Atresie und Verhaltung des Menstrualblutes der rechten Hälfte. Bonn, 1866. 58 Seiten. Br. **DM 65,–**

1382 **R. Schröder**
Gynäkologie. Für Studium und Praxis. Dritte und vierte Auflage. 387 Abb. Berlin, 1948. 551 Seiten. Geb.
DM 20,–

1383 –,– dass. Br. **DM 15,–**

1384 **R. Schröder**
Lehrbuch der Gynäkologie. 5. Auflage. nach gründlicher Neubearbeitung. 464 Abb. Leipzig, 1959. XVIII, 506 Seiten. Ln. **DM 48,–**

1385 **G. Schubert**
Die künstliche Scheidenbildung aus dem Mastdarm nach Schubert. 35 Abb. Stuttgart, 1936. Br. 69 Seiten. Beilageheft zur Zeitschrift für Geburtshilfe und Gynäkologie, Bd. 113.
DM 14,–

1386 **F.-H. Schulz**
Menstruation und innere Medizin. Unter Mitarbeit von H. Knobloch. 122 Abb. 24 Tabellen. Leipzig, 1954. XIII, 219 Seiten. Ln. **DM 18,–**

1387 **H. Schwalm**
Die Transfusion von konserviertem Blut in der Geburtshilfe und Gynäkologie. 21 Abb. Stuttgart, 132 Seiten. Br. **DM 14,–**

1388 **Sneguireff**
Hémorrhagies utérines. Étiologie-Diagnostic-Traitement. Edition francaise. Redigee pow H. Varnier. Sous la direction de Pinard. Paris, 1886. XX, 276 Seiten. Br. **DM 32,–**

1389 **S.T. Soemmerring**
Iconologie de l'organe de l'ouie. Traduit en latin par S. Rivallié. Nouvelle édition. Paris, 1828. VIII, VIII, 74 Seiten. Br. Umschlag nicht mehr einwandfrei. **DM 380,–**

1390 **Soranos von Ephesos/J. Ilberg**
Die Überlieferung der Gynäkologie des Soranos von Ephesos. Mit 6 Lichtdrucktafeln. Leipzig, 1910. 122 Seiten. Br. = Abhandlungen der Philologisch-Historischen Klasse der Königl. Sächs. Gesellschaft der Wissenschaften. XXVIII. N° II. **DM 42,–**

1391 **H. Stapfer**
Traité de Kinésithérapie Gynécologique (Massage et gymnastique). Nouvelle méthode de diagnostic et de Traitement des maladies des Femmes. Préface de A. Pinard. 224 figures, schemas et graphiques, et dans la cinquième partie, la traduction du livre (Traitement des maladies des Femmes) et le portrait de Brandt. Paris, 1897. XV, 631 Seiten. Br. **DM 58,–**

1392 **D.F. Steichele**
Verbrauchskoagulopathien in der Geburtshilfe und Gynäkologie. Nachweis und Bedeutung der Fibrinogenderivate. 85 Abb. 18 Tabellen. Stuttgart, New York, 1970. 4 Bl., 104 Seiten. Br. **DM 18,–**

1393 **J. Steinhaus**
Menstruation und Ovulation in ihren gegenseitigen Beziehungen. Leipzig, 1890. VIII, 122 Seiten. Br. **DM 24,–**

1394 **M. Stifler**
Ueber Badebehandlung bei Frauen-Krankheiten. Frankfurt am Main, 1886. 37 Seiten. Br. Umschlag etwas eingerissen. **DM 38,–**

1395 **A. Stingl**
Frauenheilkunde und Geburtshilfe. Krankheitslehre und Pflegetechnik. 2. durchgesehene Auflage. 33 Abb. München-Berlin-Wien 1971. X, 161 Seiten. Br. **DM 6,–**

1396 **W. Stoeckel**
Dreißig Fälle von vaginaler Totalexstirpation des Uterus. Königsberg, 1896. 59 Seiten. Dissertation. Br. Mit Widmung vom Verfasser. **DM 140,–**

1397 **C.H. Stratz**
Die rechtzeitige Erkennung des Uteruskrebses. 25 Abb. 1 farb. Tafel. Stuttgart, 1904. 54 Seiten. Br. 1. Umschl.-Seite gest. **DM 24,–**

1398 **E.S. Taylor**
Essentials of Gynecology. Fourth edition. 331 black and white illustrations and 31 in color on 13 plates. Philadelphia, 1969. VIII, 588 Seiten. Geb. **DM 48,–**

1399 **J.v. Teuffel**
Bericht über die innere und gynaekologische Abteilung des Ludwigs-Spitals Charlottenhilfe in Stuttgart in den Jahren 1885 – 1887. Stuttgart, 1889. 64 Seiten. Br. 1. Umschl.-Seite m. Anm. **DM 15,–**

1400 **Textbook of obstetrics and gynecology.**
Ed. by David N. Danforth. 858 Abb. New York, London, 1966. XVII, 1146 Seiten. **DM 120,–**

1401 **T.G. Thomas**
Lehrbuch der Frauenkrankheiten. Nach der 2. Auflage des Originals übersetzt von M. Jaquet. 225 Holzschnitte. Berlin, 1873. XII, 643 Seiten. Hldr. Rücken beschädigt. **DM 90,–**

1402 **G. Thomas**
Traité clinique des maladies des femmes. Traduit et annoté par A. Lutaud. Nouvelle édition, précédée d'une préface analytique par Pajot. Avec 301 figures intercalées dans le texte. Paris, 1887. XXXII, 760 Seiten. Hldr.
DM 72,–

1403 **Transactions of the International and Fourth American Congress on Obstetrics and Gynecology.** Ed. by G.W. Kosmak. St. Louis, 1951. XVI, 823 Seiten. Geb. **DM 56,–**

1404 **Tuberkulose und Schwangerschaft.** Auf Grund der Verhandlungen der Gesellschaft für Geburtshilfe und Gynäkologie in Berlin, hrsg. vom Vorstand der Gesellschaft. 3 Tabellen. Stuttgart, 1929. 64 Seiten. Br. **DM 6,–**

1405 **J. Ufer**
Hormontherapie in der Frauenheilkunde. Grundlagen und Praxis. 66 Abb. Berlin, 1959. XII, 157 Seiten. Geb.
DM 15,–

1406 **J. Veit**
Gynäkologische Diagnostik. 24 Holzschnitte. Stuttgart, 1890. VIII, 188 Seiten. Geb. **DM 36,–**

1407 **Virey/Fournier**
Das Weib im gesunden und kranken Zustande. Nach dem Französischen der Herren Virey und Fournier frei bearbeitet und mit Anmerkungen versehen von J.K. Renard und F.J. Wittmann. Leipzig, 1821. XXII, 495 Seiten. N. a. 2. Umschl.-Seite. Fleckig. Geb.
DM 140,–

1408 **F.A. Wahl**
Hygiene und Körperschulung der Frau. 62 Abb. Stuttgart, 1950. 166 Seiten. Geb. **DM 14,–**

1409 **F. Weindler**
Berichte aus der Privat-Frauenklinik. 1903 – 1904. 1. Teil. 12 Abb. Dresden, 1905. 83 Seiten. Br. **DM 12,–**

1410 **C. v. Wild**
Die Verhütung und Behandlung der chronischen Verstopfung bei Frauen und Mädchen. 2., verbesserte und vermehrte Auflage. Halle a. S., 1904. 24 Seiten. Br. Gestempelt. **DM 18,–**

1411 **O. Wille**
Nervenleiden und Frauenleiden. Stuttgart, 1902. 48 Seiten. Br. **DM 10,–**

1412 **F. v. Winckel**
Allgemeine Gynäkologie. Vorlesungen über Frauenkunde vom ärztlichen Standpunkte. Wiesbaden, 1909. X, 299 Seiten. Geb. **DM 30,–**

1413 **G. Winter**
Die Bekämpfung des Uteruskrebses. Stuttgart, 1904. 76 Seiten. Br.
DM 16,–

1414 **G. Winter**
Lehrbuch der gynäkologischen Diagnostik. Unter Mitarbeit von C. Ruge. 4 Tafeln. 334 Abb. Dritte, gänzlich umgearbeitete Auflage. Leipzig, 1907. XVIII, 647 Seiten. Geb. **DM 68,–**

1415 **W. Zangemeister**
Atlas der Cystoskopie des Weibes. 54 Bilder. Stuttgart, 1906. VII Seiten. Anschließend Text- und Bild-Teil. Hln. in Schuber. **DM 68,–**

1416 **P. Zweifel**
Die Stielbehandlung bei der Myomectomie. 20 Holzschnitte. Stuttgart, 1888. 140 Seiten. Geb. **DM 48,–**

1417 **P. Zweifel**
Die Symphyseotomie. Leipzig, 1893. 78 Seiten. 1 Tabelle im Anhang. Geb. Vb. gest. **DM 38,–**

1418 **P. Zweifel**
Vorlesungen über klinische Gynäkologie. 14 Tafeln. 61 Fig. Berlin, 1892. XIX, 440 Seiten. Hldr. Hs. Besitzervermerk a. Vb. **DM 88,–**

VERZEICHNIS DER ABBILDUNGEN

Anhang

1419 **Anathomia oder Abconterfectung eines Weybs Leyb, wie er innwendig gestaltet ist.** Einblattdruck mit Holzschnitt. Körper leicht rosa ankoloriert. Straßburg, Heinrich Vogtherr, 1538. 373:252 mm. Vogtherrsche Originalausgabe des verbreiteten Einblattdruckes, heute von größter Seltenheit. Der Druck zeigt eine auf einem Sockel sitzende Frau. Vordere Wand des Rumpfes aufklappbar. Die dadurch sichtbar werdenden einzelnen Organe sind ebenfalls einzeln abhebar. Erläuternder deutscher Text zu beiden Seiten der Abbildung abgedruckt. Blatt mit Faltspuren, die mehrfach alt unterlegt sind. Ränder etwas ausgefranst. Äußeres Ende der obersten Klappdecke und Fötusdarstellung fehlen. Linke untere Ecke ergänzt. **DM 9800,–**

1419a **Jetzt auch als Nachdruck:** 2 Blatt (1. Original. - 2. Vordere Wand des Rumpfes aufgeklappt) in Originalgröße auf einem Bogen. **DM 20,–**
Siehe auch 2. + 3. Umschlagseite.

1420 **Abhandlungen aus der Kinderheilkunde.** Beihefte zum Jahrbuch für Kinderkunde. Hrsg. v. A. Czerny. Heft 2 – 26. Berlin, 1924 - 30. zus. **DM 250,–**

1421 **Advances in Pediatrics.** Ed. by S.Z. Levine. Volume V, 1952. 273 Seiten. Geb. **DM 36,–**

1422 **J.M. Aepli**
Die sichere Zurücklassung der Nachgeburt in bestimmten Fällen mit Gründen und Erfahrungen bewiesen, und denen Hebammen auf dem Lande gewiedmet. Zürich, bey Orell, Geßner, Füeßlin und Compagnie. 1776. 134 Seiten. Ppbd. 8°. **DM 80,–**

1423 **F. Ahlfeld**
Berichte und Arbeiten aus der geburtshilflich-gynaekologischen Klinik zu Marburg 1883 – 1884. Band 2. 7 Tafeln, 4 Holzschnitte. Leipzig, 1885. VII, 239 Seiten. Geb. Gestempelt. **DM 42,–**

1424 –,– dass. Band 3. 4 Tafeln, 3 Holzschnitte. Leipzig, 1887. VII, 173 Seiten. Geb. **DM 42,–**
Band 1 s. Nr. 1033

1425 **F. Ahlfeld**
Lehrbuch der Geburtshilfe. 2., völlig umgearbeitete Auflage. 338 Abb., 16 Tafeln. Leipzig, 1898. X, 638 Seiten. Geb. Vb. gest. **DM 48,–**

1426 **Analekten für Frauenkrankheiten.** oder Sammlung der vorzüglichsten Abhandlungen, Monographien, Preisschriften, Dissertationen und Notizen des In- und Auslandes über die Krankheiten des Weibes und über die Zustände der Schwangerschaft und des Wochenbettes, herausgegeben von einem Verein praktischer Aerzte. Bde. 1, 2, 3, 5, 6. Leipzig, 1837 – 1846. Ppbd. Stockfleckig. **DM 240,–**

1427 **F.H. Arneth**
Die geburtshilfliche Praxis erläutert durch Ergebnisse der II. Gebärklinik zu Wien und deren stete Vergleichung mit den statistischen Ausweisen der Anstalten zu Paris, Dublin usw. Wien, 1851. VIII, 254 Seiten. Ppbd. N. a. Tb. Leicht stockfleckig. **DM 60,–**

1428 **A. Auvard**
Traité pratique de gynécologie. Deuxieme edition revue et augmentée. 655 figures et 12 planches. Paris, 1894. 438 Seiten. Geb. **DM 60,–**

1429 **A. Auvard**
Travaux d'obstétrique. 2 Bände von 3. Band 1. 115 Abb. Travaux sée dités. Paris, 1889. 524 Seiten. Geb. Titelblatt ohne Textverlust leicht beschädigt. Geb. **DM 30,–**

1430 –,– dass. Band 2: 137 Abb. Travaux inédits. Paris, 1888. 572 Seiten. Geb. **DM 30,–**

1431 **K. Baisch**
Allgemeine Symptomatologie. 3 Figuren. Sonderabdruck aus Handbuch der Frauenheilkunde. Hrsg. v. Menge/Opitz. Wiesbaden, 1913. Seite 142 – 154. Br. **DM 5,–**

1432 **R. Barnes/F. Barnes**
A System of Obstetric Medicine and Surgery. Theoretical and clinical. For the student and practitioner. Vol. 2. London, 1885. XIII, 738 Seiten. Geb. **DM 46,–**

1433 **Baudelocque**
L'Art des Accouchemens. 2 Bände. Paris, 1781. Geb.
Teil 1: LVI, 610 Seiten. Vorblatt gestempelt, Titelblatt beschriftet.
Teil 2: XVI, 422 Seiten. 14 Tafeln. Vorblatt und Titelblatt gestempelt und beschriftet. **DM 950,–**

1434 **A. Becquerel**
Traité Théorique et pratique des Maladies des Enfants. Paris, 1842. VIII, 171 Seiten. Angebunden:
–,– Pneumonie des Enfants. Paris, 1839. 39 Seiten
–,– Recherches cliniques sur la Méningite des Enfants. Paris/London, 1838. 128 Seiten.
–,– Traité du Bégaiement et des Moyens de le Guérir. Paris, 1843. 139 Seiten.
de Chégoin, M.H., Recherches sur les Causes et le Traitement du Bégaiement. Paris, 1830. 40 Seiten.
Rilliet/Barthez, Maladies des Enfans. 1. Teil: Pneumonie. Paris, 1838. 232 Seiten.
Hld. Name auf Vorsatzblatt. **DM 300,–**

1435 **Beiträge zur Geburtshülfe, Gynäkologie und Pädiatrik.** Festgabe für Professor Credé zum 25j. Jubiläum seines Directorates über die geburtshülfliche Klinik in Leipzig am 27. IX. 1881. Leipzig, 1881. VI, 216 Seiten, 4 Tafeln, 13 Holzschn. Br. **DM 38,–**

1436 **Beiträge zur Geburtshilfe und Gynäkologie.** Rudolf Chrobak aus Anlass seines 60. Geburtstages gewidmet. I. Band: Mit 71 Abb. u. 8 Tafeln. Wien, 1903. VIII, 751 Seiten. Geb. Vb. u. Tb. gest. **DM 48,–**

1437 **A. Benckiser/M. Hofmeier**
Beiträge zur Anatomie des schwangeren und kreissenden Uterus. Mit 9 Tafeln. Stuttgart, 1887. 42 Seiten. Geb. **DM 52,–**

1438 **Bericht der zur Säuglingsernährungsfrage ernannten Commision.** Beilage zum Aerztlichen Vereinsblatt. XII. Jahrg. No. 147. 1884. 66 Seiten. Br. **DM 10,–**

1439 **S. Bernfeld**
Vom dichterischen Schaffen der Jugend. Leipzig/Wien/Zürich, 1924. 285 Seiten. Br. N. a. Tb. Umschlag beschädigt. = Quellenschriften zur seelischen Entwicklung, Nr. 3. **DM 18,–**

1440 **W. Bickenbach/G.K. Döring**
Die Sterilität der Frau. 2. überarb. u. erw. Aufl. 15 Abb., 3 Tabellen. Stuttgart, 1964. VII, 63 Seiten. Br.
DM 4,–

1441 **Ph. Biedert**
Die Kinderernährung im Säuglingsalter und die Pflege von Mutter und Kind. 12 Abb., 1 Tafel. 4. ganz neubearb. Auflage. Stuttgart, 1900. XII, 263 Seiten. Geb. Vorsatzblatt gestempelt.
DM 25,–

1442 **Ph. Biedert/R. Fischl**
Lehrbuch der Kinderkrankheiten. Auf Grund der 8. Auflage des Lehrbuches von A. Vogel, ganz neu bearbeitet.von P. Biedert. 12. sehr verm. und verb. Auflage bearb. v. P. Biedert und R. Fischl. 2 Tafeln, 73 Abb. Stuttgart, 1902. XVII, 819 Seiten. Geb.
DM 48,–

1443 **R. Biermer**
Der Kolpeurynter. Seine Geschichte und Anwendung in der Geburtshilfe. Auf Grund von 23 Fällen aus der Universitäts-Frauenklinik zu Bonn. 8 Abb. Wiesbaden, 1899. VIII, 69 Seiten. Tb. gestempelt. **DM 32,–**

1444 **Billard's Krankheiten der Neugebornen und Säuglinge,** aus dem Französischen frei bearbeitet von F.L. Meißner. Leipzig, 1829. XII, 384 Seiten. Geb. Stockfleckig. Ohne die Kupfertafeln. = Bibliothek der ausländischen Literatur für praktische Medicin, 11. Band.
DM 120,–

1445 **T. Billroth**
Die Krankheiten der weiblichen Brustdrüsen. Mit 55 Holzschnitten, 8 Tafeln. Stuttgart, 1880. VI, 176 Seiten. Hldr. Einige Seiten und die Tafeln verfärbt.
DM 60,–

1446 **F.H.G. Birnbaum**
Ueber die Veränderungen des Scheidentheiles und des unteren Abschnittes der Gebärmutter in der zweiten Hälfte der Schwangerschaft. Bonn, 1841. X, 84 Seiten. Br. Stockfleckig.
DM 60,–

1447 **H. Boehncke/A. Wieczorek**
Schwesternkurs für Kinderkrankenschwestern in Frage und Antwort. 1. Teil: Anatomie und Physiologie, Stuttgart, 1967. VIII, 144 Seiten. Br. **DM 8,–**

1448 **L.J. Boer**
Abhandlungen und Versuche zur Begründung einer neuen, einfachen und naturgemäßen Geburtshilfe und Behandlung der Schwangern, Wöchnerinnen, und neugebornen Kinder, sowohl im gesunden als kranken Zustande. In sieben Büchern. (3 Bde. in 1) Zweyte, vermehrte Auflage. Wien, 1810. X, 216; X, 158; XIV, 239 Seiten. Hldr. Beigegeben: Boer, L.S., Supplement zur natürlichen Geburtshülfe. Wien, 1826. **DM 750,–**

1449 **H. Bradtmöller**
Die Geschichte der geburtshilflichen Zangen und Hebel. Dargestellt an Hand der Instrumentensammlung der Göttinger Universitäts-Frauenklinik. Göttingen, 1935. 48 Seiten. Br.
DM 48,–

1450 **E. Braun von Fernwald**
Beiträge zur Lehre der Laparotomien mit besonderer Berücksichtigung der conservativen Myomotomien. Leipzig/ Wien, 1890. 77 Seiten. Br. Umschlag gestempelt. **DM 24,–**

1451 **C. Braun von Fernwald**
Ueber die Salubritätsverhältnisse an der Wiener I. geburtshilflichen Klinik für Studirende und ihren Beziehungen zur Antisepsis während 29 Jahren. Wien, 1886. 8 Seiten. Br. Deckblatt gestempelt. = Separatabdruck aus Dr. Wittelshöfer's "Wiener Medizinischen Wochenschrift", Nr. 35, 1886. **DM 18,–**

1452 **R. Braun von Fernwald**
Über Uterusruptur. Wien, 1894. 83 Seiten, 1 Tabelle. Br. **DM 18,–**

1453 **E. von Braun-Fernwald/F. Kreissl**
Klinische Beiträge zur manuellen Behandlung der Frauenkrankheiten. 7 Holzschnitte. Wien, 1889. 40 Seiten. Br. **DM 14,–**

1454 **I. Broman**
Die Entwicklung des Menschen vor der Geburt. 259 Abb. München, 1927. XII, 351 Seiten. Geb. 1. Umschlagseite und Vorsatzblatt beschriftet. **DM 68,–**

1455 **F. Ch. Bruch**
Beobachtungen über die vortheilhafte Anwendung der kalten Aufschläge bey entstehenden Gebährmutterblutstürzen mit sizzengebliebener Nachgeburt. Marburg, 1793. 44 Seiten. Br. Ohne Umschlag. **DM 75,–**

1456 **H. Brügger/R.W. Müller/M. Birkenfeld**
Die Tuberkulose des Kindes. 209 Abb. Stuttgart, 1948. VIII, 340 Seiten. Geb. **DM 10,–**

1457 **K. Bühler**
Abriß der geistigen Entwicklung des Kindes. 4./5. erw. Auflage. Leipzig, 1929. 158 Seiten. Ln. Tb. beschr. = Wissenschaft und Bildung, Bd. 156. **DM 14,–**

1458 **K.E. Büsing**
Die Theorien über das Geschlechtsverhältnis der Geborenen und die Geschlechtsbestimmung beim Menschen. Stuttgart, 1928. 64 Seiten. Br. **DM 6,–**

1459 **G. Bulius/C. Kretschmar**
Angiodystrophia Ovarii. 3 Tafeln. Stuttgart, 1897. 65 Seiten. Br. **DM 27,–**

1460 **A. Burchard**
Beobachtungen und Erfahrungen aus dem Gebiete der Gynäkologie und Pädiatrik. Mit drei Tafeln. o. O., o.J. 26 Seiten. Br. Leicht stockfleckig. Ohne Umschlag. = Nova Acta Acad. Caes. leop. Carol. Nat. Cur. Vol. XXIV P. II. **DM 76,–**

1461 **Cadet de Gassicourt**
Traité clinique des maladies de l'enfance. 3 Bände. Paris, 1880 – 1884 Hln. Exlibris. VII, 503 Seiten, 78 Kurven; 619 Seiten, 400 Kurven; 609 Seiten, 40 Kurven. **DM 110,–**

1462 **Child care in Health and Disease.**
Symposium. Ed. by A. Dorfman. Chicago, 1968. 390 Seiten. Geb. **DM 73,–**

1463 **F. Colland**
Fundamenta Artis Obstetriciae. Viennae, 1804. 210 Seiten. 2 Bl. Hldr. 8°. Einband mit leichten Altersschäden. **DM 120,–**

1464 **A. Combe**
Für Deutschlands Mütter. Einige Worte über die geistige Behandlung der ersten Kindheit. Zum Besten der Bremer Kinderbewahranstalten ins Deutsche übersetzt von E. Hirschfeld. Bremen, 1841. X, 42 Seiten. Br. Tb. gest. Leicht stockfleckig. **DM 80,–**

1465 **G. Compayré**
Die Entwicklung der Kindesseele. Nach der 2. Auflage des Originals übersetzt von Chr. Ufer. Altenburg, 1900. 460 Seiten. Ln. Vb. beschr. **DM 25,–**

1466 **R. Degen**
Das anfallskranke Kind in der Sprechstunde. Symptomatik, Diagnostik und Therapie der Anfallsleiden im Kindesalter. 33 Abb. Leipzig, 1970. 200 Seiten. Geb. **DM 19,–**

1467 **R. Degkwitz/A. Eckstein u.a.**
Lehrbuch der Kinderheilkunde. Berlin, 1933. VIII, 611 Seiten. Geb. Vb. beschrieben. **DM 18,–**

1468 **J.A.H. Depaul**
Lecons de clinique obstétricale. Rédigées par de Soyre. 3. (und letztes Heft. Mit Abbildungen. Paris, 1872 – 1876. Seite 593 – 804. Br. **DM 18,–**

1469 **L. Deroubaix**
Traité des fistules uro-génitales de la femme. Bruxelles, Paris, 1870. 823 Seiten. Stockfleckig. Mit Widmung des Verfassers an Professor von Bruns. **DM 160,–**

1470 **W.P. Dewees**
Die Krankheiten des Weibes. Aus dem Englischen übersetzt von A. Moser. Mit Zusätzen und Anmerkungen versehen von D.W.H. Busch. Berlin, 1837. XII, 691 Seiten. Geb. 8°. **DM 450,–**

1471 **A. Dietrich/P. Frangenheim**
Die Erkrankungen der Brustdrüse. 116 Abb. Stuttgart, 1926. X, 309 Seiten. Br. **DM 46,–**

1472 **A. Döderlein**
Über Vergangenheit und Gegenwart der Geburtshilfe. Leipzig, 1897. 32 Seiten. Br. Umschlag gestempelt. **DM 32,–**

1473 **A. Dührssen**
Ueber die Behandlung der Eklampsie. 2 Abb. Leipzig, 1892. 161 Seiten. Br. Umschlag beschädigt. **DM 24,–**

1474 **E. Ehrendorfer**
Leitung der Geburt und des Wochenbettes nach antiseptischem Principe. Wien, 1888. S. 169 – 198. Br. = Klinische Zeit- und Streitfragen, II. Band, 5. Heft (Beilage zur "Internatioanlen Klinischen Rundschau", 1888). **DM 16,–**

1475 **M. Eisenhuth**
Das gebärende Weib, oder Versuch eines Leitfadens bei der Geburt für angehende Geburtshelfer. Theil 1. Aachen, 1825. XVI, 284 Seiten. Pppbd. **DM 120,–**

1476 **S. Engel**
Die Lunge des Kindes. Wachstum, Anatomie, Physiologie, und Pathologie in den verschiedenen Altersperioden. 283 Abb. Stuttgart, 1950. 288 Seiten. Geb. **DM 22,–**

1477 **G.J. Engelmann**
Die Geburt bei den Urvölkern. Eine Darstellung der Entwicklung der heutigen Geburtskunde aus den natürlichen und unbewussten Gebräuchen aller Rassen. Aus dem Englischen übertragen und mit eigenen Zusätzen versehen von C. Hennig. 4 Tafeln. 56 Abb. Wien, 1884. XV, 198 Seiten. Geb. N. a. Tb. S. 1 gest. Exlibris (original v. Hand) a. 2. Umschl.-Seite. **DM 58,–**

1478 **Die Erkrankungen des weiblichen Genitales in Beziehung zur inneren Medizin.** Redigiert von L. von Frankl-Hochwart/C. von Noorden/A. von Strümpell.
I. Band: Wien/Leipzig, 1912. 12 Abb. XVI, 994 Seiten. Geb.
II. Band: Wien/Leipzig, 1913. 7 Abb. XIX, 988 Seiten. Geb. **DM 80,–**

1479 **T. Escherich/A. Jacobi**
Der gegenwärtige Stand der Kinderheilkunde und ihre Beziehungen zu den angrenzenden Wissensgebieten. Zwei Vorträge. (Escherich, Die Grundlagen und Ziele der modernen Pädiatrie. Jacobi, Die Geschichte der Pädiatrie und ihre Beziehungen zu anderen Künsten und Wissenschaften.) Berlin, 1905. 70 Seiten. Br. Tb. beschrieben. **DM 28,–**

1480 **Ernährung der Frühgeborenen.** Symposion ... 1964. Hrsg. v. H. Willi. 115 Tab. u. 46 Abb. Basel, New York, 1965. IX, 325 Seiten. Geb. **DM 22,–**

1481 **E. Essen-Möller**
Studien über die Blasenmole. Nebst philologischen Anmerkungen über die Wörter Myle, Mola und Mondkalb von E. Tegner. 12 Tafeln mit 20 Abb. Wiesbaden, 1912. 128 Seiten. Br. Umschlag beschriftet. **DM 28,–**

1482 **E. Feer**
Die Ernährungsstörungen im Säuglingsalter und ihre Behandlung. Berlin, Wien, 1909. 28 Seiten. Br. = Beiheft zur Medizinischen Klinik. V. Jahrg. Heft 1. **DM 15,–**

1483 **E. Feer**
Lehrbuch der Kinderheilkunde. 2. Aufl. 2 Tafeln, 176 Abb. Jena, 1912. VIII, 750 Seiten. Ln. **DM 10,–**

1484 **H. Fehling**
Fisiologica e patologia del puerperio. Traduzione sulla II ediz. Tedesca del Dr. S. Patellani. 52 Fig. Mailand, 1899. XII, 312 Seiten. Br. Tb. gest. **DM 48,–**

1485 **H. Fehling**
Die operative Geburtshilfe der Praxis und der Klinik. 77 Abb. Wiesbaden, 1908. VIII, 190 Seiten. Geb. Tb. beschrieben. **DM 54,–**

1486 **H. Finkelstein**
Lehrbuch der Säuglingskrankheiten. 2., vollst. umgearb. Auflage. 174 Abb. Berlin, 1921. XII, 864 Seiten. Geb. **DM 76,–**

1487 **H. Fischer**
Myeloische Metaplasie und fötale Blutbildung und deren Histogenese. 2. unveränd. Abdruck. Berlin, 1910. VIII, 140 Seiten. Br. Umschlag beschr. Einband leicht beschädigt. **DM 56,–**

1488 **L. Fränkel**
Handbuch für die Erkenntnis und Heilung der Kinderkrankheiten in 4 Lieferungen. Nach Evanson, Maunsell, Baron & Berton freibearbeitet. Berlin, 1838. XII, 716 Seiten. Br. **DM 240,–**

1489 **Die Frau.** Kleine Enzyklopädie. 740 Strichzeichnungen. 84 Fototafeln, 24 Farbtafeln, 4 Karten. Leipzig, 1963. VIII, 860 Seiten. Geb. **DM 15,–**

1490 **H. Fritsch**
Fruchtabtreibung. o.O., o.J., 153 Seiten, Figuren, 1 Tafel. Geb. = S.-A. aus Dittrich, Handbuch, Band 6. **DM 38,–**

1491 **H. Fritsch**
Die Krankheiten der Frauen. 5., völlig umgearbeitete Auflage. 216 Abb. Berlin, 1892. XII, 541 Seiten. = Wredens Sammlung. Medizinischer Lehrbücher, Band I. **DM 28,–**

1492 **Fürsorge für Mutter und Kind.** Eine Vortragsreihe. Hrsg. v. Senator für Gesundheitswesen Berlin. Berlin, 1952. 176 Seiten. Im Anhang: Sonderdruck aus "Berliner Gesundheitsblatt", 2. Jahrgang Heft 11, 12, 15: C. Meyer, Der Verlauf der Säuglingssterblichkeit in Berlin. 10 Seiten. Angebunden: 5 Tafeln. Br. **DM 15,–**

1493 **L. Fürst**
Festschrift zur Feier des 25jährigen Bestehens der Kinder-Poliklinik zu Leipzig 1855 – 1880. Leipzig, 1880. IV, 54 Seiten. Br. **DM 14,–**

1494 **G. Gärtner**
Die Fettmilch als Nahrung für Säuglinge und Kranke. Wien, 1895. 23 Seiten. Br. **DM 5,–**

1495 **R. Gaupp**
Psychologie des Kindes. 4., vielfach veränderte Auflage. Leipzig/Berlin, 1918. VIII, 172 Seiten. Geb. Tb. beschädigt. Seite VII beschriftet. = Aus Natur und Geisteswelt, 213/214. Bändchen. **DM 5,–**

1496 **Vom Gemeinschaftsleben der Jugend.** Beiträge zur Jugendforschung, hrsg. von S. Bernfeld. Leipzig/Wien/Zürich, 1922. 271 Seiten. Hln. Mit Unterstreichungen. = Quellenschriften zur seelischen Entwicklung, Bd. II. **DM 18,–**

1497 **J. Gleiss**
Vorbeugende Kinderheilkunde. Prophylaxe der Kinderkrankheiten präventive Pädiatrie. 102 Abb., 16 Tabellen. Stuttgart, 1964. XII, 255 Seiten. **DM 41,–**

1498 **Goliner**
Handbuch der Kinderkrankheiten. Stuttgart, 1888. 95 Seiten. Geb. = Hand- und Hausschatz zur Pflege der Gesundheit, 3. Band. **DM 18,–**

1499 **J. Graetzer**
Die Krankheiten des Foetus. Breslau, 1837. XIV, 272 Seiten. Geb. Titelblatt beschriftet. **DM 96,–**

1500 **M. v. Gruber**
Ursachen und Bekämpfung des Geburtenrückgangs im Deutschen Reich. München, 1914. 76 Seiten. Br. Deckblatt beschriftet. **DM 18,–**

1501 **C. D'Haussy**
Du tamponnement intra-utérin dans le traitement des hémorrhagies de la délivrance par inertie utérine. Paris, 1891. 79 Seiten. Br. Dissertation. Umschlag eingerissen. **DM 20,–**

1502 **Heart Disease in Infants, Children and Adolescents.** Ed. by A.S. Moss and F.H. Adams. Baltimore, 1968. XII, 1140 Seiten. Geb. **DM 200,–**

1503 **Hecker**
Führer durch die Säuglingsfürsorgeeinrichtungen in München. München, 1910 23 Seiten. Br. **DM 14,–**

1504 **Ch.F. Hedinger**
Ueber die Knochen-Verletzungen bei Neugebornen. Leipzig/Stuttgart, 1833. 116 Seiten. Ppbd. **DM 42,–**

1505 **T. Helm**
Traité sur les maladies puerpérales, suivi de recherches sur l'ausculation des femmes enceintes. Paris, 1840. 128 Seiten. Geb. **DM 75,–**

1506 **A. Henke**
Handbuch zur Erkenntniss und Heilung der Kinderkrankheiten. 2., bedeutend vermehrte und verbesserte Ausgabe.
1. Band: Frankfurt a.M., 1818. XVI, 463 Seiten. Geb. Leicht stockfleckig. Vorsatzblatt beschriftet.
2. Band: Frankfurt a.M., 1818. XVIII, 291 Seiten. Geb. Leicht stockfleckig. Vorsatzblatt beschriftet. **DM 320,–**

1507 **C. Hennig**
Der Katarrh der inneren weiblichen Geschlechtstheile. 6 Tafeln, 5 Holzschnitte. 2. mit Zusätzen versehene Ausgabe. Leipzig, 1870. VIII, 147 Seiten. Br. **DM 42,–**

1508 **W. Hoffmann**
Die Reifezeit. Grundfragen der Jugendpsychologie und Sozialpädagogik. 3., neubearbeitete und erweiterte Auflage. 4 Abb. Leipzig, 1930. XIII, 366 Seiten. Ln. N. a. Vb. **DM 18,–**

1509 **M. Hofmeier**
Die Myomotomie. Dargestellt an 100 in der Kgl. Universitäts-Frauenklinik zu Berlin ausgeführten Operationen. 28 Holzschnitte. Stuttgart, 1884. VI, 112 Seiten. Geb. Gestempelt. **DM 28,–**

1510 **A.F. Hohl**
Lehrbuch der Geburtshülfe. Mit Einschluß der geburtshülflichen Operationen und der gerichtlichen Geburtshülfe. Zweite umgearbeitete Auflage, 64 Holzschnitte. Leipzig, 1862. XXIV, 954 Seiten. Geb. Leicht stockfleckig. **DM 180,–**

1511 **A.F. Hohl**
Zur Pathologie des Beckens. Zwei Abhandlungen: Das schräg-ovale Becken. Seine Entstehung, Erkennung und Einwirkung auf die Geburt. Rachitis und Osteomalacie. Ihre Identität und Einwirkung auf das Becken und die Geburt. 13 Tafeln. Leipzig, 1852. 111 Seiten. Geb. Mehrf. gest. N. a. Vb. **DM 280,–**

1512 **C.A. D'Hotman de Villiers**
Étude sur les collections intraparietales des trompes utérines. Paris, 1892. 44 Seiten. Br. Dissertation. Umschlag eingerissen. **DM 20,–**

1513 **E. Huth**
Die Tuberkulose im Kindesalter. 47 Abb. Berlin, 1956. VIII, 128 Seiten. Geb. **DM 22,–**

1514 **J.Ch.G. Jörg**
Aphorismen über die Krankheiten des Uterus und der Ovarien zur Würdigung zweier vom Herrn Hofrath Osiander in Leipzig unternommenen Operationen. Leipzig, 1820. VIII, 144 Seiten. Geb. Leicht stockfleckig. Titelblatt beschädigt. Angebunden: Abgenöthigte Zusätze zu meinen Aphorismen ... Leipzig, 1820. VI, 50 Seiten. **DM 160,–**

1515 **C. v. Kahlden**
Ueber die Entstehung einfacher Ovarialcysten mit besonderer Berücksichtigung des sog. Hydrops folliculi. 11 Figuren, 5 Tafeln. Jena, 1899. 112 Seiten. Br.
DM 12,–

1516 **Fr. H. Kilian**
Die Geburtslehre von Seiten der Wissenschaft und Kunst dargestellt. In zwei Bänden. Zweiter Bd.: 1. Teil, Die geburtshilflichen Operationen. Zweite sehr vermehrte und verbesserte Auflage. Frankfurt a.M. 1850. V, 648 Seiten. Geb. **DM 80,–**

1517 –,– dass. 2. Theil, 2. Hälfte: Die Krankheiten der Geburt und ihre Behandlung. Frankfurt a.M., 1842. X, Seite 287 bis 702. Geb. Leichte Wasserschäden.
DM 80,–

1518 **H. Killian**
Ignazius Philipp Semmelweis. Freiburg, 1940. 68 Seiten. Br. **DM 18,–**

1519 **D.Th. Kirkland**
Versuch über die Kindbettfieber. Nebst zwoen vorläufigen Abhandlungen: Die erste: über das Gehirn und die Nerven; die andere: über die Mitleidenschaft und Reizbarkeit. Aus dem Englischen übersetzt von J. Chr. F. Scherff. Gotha, 1778. 7 ungez. Blatt, 165 Seiten. Br. Leicht stockfleckig.
DM 100,–

1520 **F.A. Kiwisch Ritter von Rotterau**
Beiträge zur Geburtskunde. 2 Theile. I. Abtheilung. 2 Tafeln. Würzburg, 1846. VIII, 177 Seiten. II. Abtheilung: Würzburg, 1848. 2 Tafeln. VI, 177 Seiten. Geb. N. a. Tb., Leicht stockfleckig.
DM 320,–

1521 **F.A. Kiwisch Ritter von Rotterau**
Klinische Vorträge über specielle Pathologie und Therapie der Krankheiten des weiblichen Geschlechtes. I. Abtheilung: Die Krankheiten der Gebärmutter mit Einschluss des Puerperalfiebers. 1 Tafel, 3., wesentlich verbesserte und vermehrte Auflage. Prag, 1851. XVI, 716 Seiten. Hldr.
DM 240,–

1522 **W. Klein**
Beitrag zur Kenntnis der Mycetesplacenta. 1 Abb. Wiesbaden, 1910. 32 Seiten. Br. Dissertation. **DM 15,–**

1523 **R. Klemmer**
Fortschritt in der künstlichen Kinderernährung – Timpe, T., Pankreatin als Milchzusatz. Magdeburg, 1888. 16 Seiten. Abb. Br. **DM 5,–**

1524 **L. Knapp**
Klinische Beobachtungen über Eklampsie. . Berlin, 1896. 43 Seiten. Br. **DM 18,–**

1525 **O. Kneise/M. Stolze**
Handatlas der Cystoskopie und Urethrocystoskopie. 3., umgearbeitete und vermehrte Auflage. 124 Abb. Leipzig, 1953. XVI, 110 Seiten. Geb.
DM 42,–

1526 **A. Koblanck**
Beitrag zur Lehre von der Uterusruptur. Mit einer Tafel. Stuttgart, 1895. 67 Seiten. Br. **DM 18,–**

1527 **K. Koffka**
Die Grundlagen der psychischen Entwicklung. Eine Einführung in die Kinderpsychologie. 2. verb. Auflage. Osterwieck, 1925. VIII, 299 Seiten, 1 Tafel. Ln. M. N.-N. a. Vb. Tb.
DM 26,–

1528 **Krankheiten und Ehe.** Hrsg. von H. Senator/S. Kaminer. Nach dem Originale gemeinverständlich dargestellt von R. Fischer. 2. Auflage. Volks-Ausgabe. Berlin, o.J.. 767 Seiten. 1 Klapptafel. Hln. **DM 32,–**

1529 **R. Kossmann**
Die gynaecologische Nomenclatur. Kritische Erörterungen. Berlin, 1896. XVI, 48 Seiten. Br. **DM 18,–**

1530 **L. v. Krovetz/I.H. Gessner/G.L. Schiebler**
Handbook of Pediatric Cardiology. New York, Evanston and London, 1969. XII, 388 Seiten. Geb. **DM 77,–**

1531 **M.S. Kübler (Frau Scherr)**
Das Buch der Mütter. Siebente durchgesehene und ergänzte Auflage. Mit 10 Bildertafeln. Leipzig, o.J. 478 Seiten. Geb. **DM 78,–**

1532 **H. Küstner**
Gynäkologische und geburtshilfliche Diagnostik in Tabellenform. 65 Tabellen mit 72 Abb. München, 1932. Geb. **DM 24,–**

1533 **O. Küstner**
Die Operation der Blasengenitalfisteln unter Benutzung der vorderen Cervixwand. 9 Abb. Stuttgart, 1911. 53 Seiten. Br. **DM 16,–**

1534 **O. Kupky**
Jugendlichen-Psychologie. Leipzig, 1927. 122 Seiten. Ln. N. a. Tb. **DM 12,–**

1535 **Kurpjuweit**
Das Kaiser Wilhelm-Kinderheim in Ahlbeck (Seebad) im Jahre 1913. Berlin, 1914. 13 Seiten. Br. = Veröffentlichungen aus dem Gebiete der Medizinalverwaltung. III. Bd. 8. Heft. **DM 16,–**

1536 **Kurzes Lehrbuch der Gynäkologie.**
Herausgegeben von O. Küstner. 384 Abb. 5., überarbeitete Auflage. Jena, 1912. XIV, 633 Seiten. Geb. **DM 18,–**

1537 **Lachapelle**
Pratique des accouchemens ou mémoires, et observations choisies sur les points les plus importans de l'art. Band 2. Paris, 1825. XII, 508 Seiten. Br. **DM 140,–**

1538 **J. Lachs**
Die Gynaekologie des Galen. Breslau, 1903. 87 Seiten. Br. = Abhandlungen zur Geschichte der Medicin, Heft IV. **DM 46,–**

1539 **W. Lahm**
Die pathologisch-anatomischen Grundlagen der Frauenkrankheiten. 72 Abb. XXII Tafeln. Dresden und Leipzig, 1923. 301 Seiten. Br. **DM 10,–**

1540 **H. Lahmann**
Können nicht die meisten blutigen gynäkologischen Operationen durch eine ursächliche Therapie vermieden werden? Berlin und Neuwied, 1898. 15 Seiten. Br. **DM 22,–**

1541 **L. Landau**
Ueber Melaena der Neugeborenen nebst Bemerkungen über die Obliteration der foetalen Wege. Breslau, 1874. 57 Seiten. Br. Umschlag gest. Stockfleckig. **DM 42,–**

1542 **L. Landau/T. Landau**
Die vaginale Radicaloperation. Technik und Geschichte. 55 Abb. Berlin, 1896. VIII, 168 Seiten. Geb. N. a. Tb.
DM 180,–

1543 **C. Langer**
Ueber den Bau und die Entwicklung der Milchdrüse bei beiden Geschlechtern. Aus dem III. Bande der Denkschriften der mathem. naturw. Classe der kais. Akademie. Wien, 1851. Geb. 14 Seiten. **DM 160,–**

1544 **H. Lebert**
Die Milch und das Henri Nestle'sche Milchpulver als Nahrung während der frühesten Kindheit und in späteren Lebensaltern. Basel, 1875. 28 Seiten. Br. N. a. 1. Umschl.-Seite. **DM 20,–**

1545 **Lehrbuch der Geburtshilfe.** Hrsg. von W. Stoeckel. 4. verb. Auflage. 620 Abb. Jena, 1935. XVI, 1036 Seiten. Geb.
DM 20,–

1546 **Lehrbuch der Pädiatrie.** Hrsg. v. G. Fanconi und A. Wallgren. 3., neu bearb. Auflage. Basel, 1954. XII, 965 Seiten. Ln. Mehrfach gestempelt. **DM 25,–**

1547 **Leopold/Reichelt**
Die neue königliche Frauenklinik in Dresden. 35 Abb. 12 Pläne. Leipzig, 1906. 67 Seiten. Geb. = Band 3 der Arbeiten an der Königl. Frauenklinik in Dresden. Mit Widmung von Leopold an Fehling. **DM 60,–**

1548 –,– dass. ohne Widmung **DM 46,–**

1549 **Leroux**
Observations sur les pertes de sang des femmes en couche, et sur le moyen de les guérir. Seconde édition. Dijon, 1810. X, 9 Bl., 376 Seiten. OHld. 8°. Rücken u. Deckel mit Goldprägung. Geschabt N. a. Vb. Leicht stockfleckig. **DM 390,–**

1550 **A. Leroy**
La Pratique des accouchements.
1. Teil: Paris, 1776. 4 Bl. 212 Seiten. Geb. Leicht stockfleckig.
DM 140,–

1551 **Leroy-D'Etiolles**
Thérapeutique des rétrécissements de l'urètre, des engorgements de la prostate, et des obstacles à la miction existant au col de la vessie. Paris, 1849. 86 Seiten. Geb.
DM 140,–

1552 **W. Liepmann**
Gegenwartsfragen der Frauenkunde. Unter Mitarbeit von P. Gornick und einem Beitrag von M. Leyring. 21 Abb. Leipzig, 1933. VI, 244 Seiten. Br. **DM 16,–**

1553 **W. Liepmann**
Der gynäkologische Operationskursus an der Leiche. 387 Abb. Berlin, 1911. XX, 456 Seiten. Geb. Mit Widmung des Verfassers an Professor Fehling.
DM 50,–

1554 –,– dass. 2. neubearbeitete und vermehrte Auflage. 409 Abb. Berlin, 1912. XX, 488 Seiten. Geb. **DM 25,–**

1555 –,– dass. 3. neudurchgesehene Auflage. 409 Abb. XX, 488 Seiten. Geb.
DM 25,–

1556 **W. Liepmann**
Gynäkologische Psychotherapie. 4 Kunstbeilagen, 20 Abb. Berlin und Wien, 1924. VII, 208 Seiten. Geb.
DM 22,–

1557 **H. Limburg**
Die Frühdiagnose des Uteruscarcinoms. 83 Abb. Zweite, verbesserte Auflage. Stuttgart, 1952. VIII, 208 Seiten. Geb.
DM 10,–

1558 **W. Lindemann**
Grundlagen der gynäkologischen Ausbildung. 186 Abb. München und Wiesbaden, 1922. IX, 173 Seiten. Br.
DM 32,–

1559 **Lisfranc**
Vorlesungen über die Diagnose und die Behandlung der Krankheiten des Uterus gehalten 1833 und 1834 an der Pitié zu Paris. Deutsch bearbeitet unter der Redaktion des Dr. F.J. Behrend. Leipzig, 1839. VIII, 348 Seiten. Geb.
DM 160,–

1560 **J.-F. Lobstein**
Remarques... Sur la Critique de ses Observations d'Accouchemens, inséreés dans le Journal de Medecine, redige par M. Leroux, mois de Novembre 1816. o.O., 1816. 48 Seiten. Br. Mit leichten Altersschäden.
DM 60,–

1561 **A.S. Löwenstein**
Der theoretische und praktische Geburtshelfer, oder vollständiger Unterricht der gesammten Geburtshülfe und der Krankheiten der Schwangern, Wöchnerinnen und neugebornen Kinder. Nebst einem Anhange. Zweite, verm. u. verb. Ausgabe. Berlin, 1836. XXXII, 567 Seiten. Geb. Vb. beschnitten und mit Namen. **DM 160,–**

1562 **K. Logothetopulos**
Gynäkologische Chirurgie. 145 Abb. Leipzig, 1939. VI, 106 Seiten. Br. Umschlag etwas lose. **DM 18,–**

1563 **J. Lunsingh Kymmell**
Historia literaria et critica forcipum obstetriciarum, ab anno 1794 ad nostra usque tempora. Groningae, 1838, 4 Bl., 162 Seiten, 7 Bl. 8 Falttafeln im Anhang. OEinbd. Goldschnitt. Einband mit Goldborten. Tb. gest. Einband mit Aufkleber. Dissertation. **DM 120,–**

1564 **Ein Mahnwort an die Hebammen zur Verhütung des Kindbettfiebers** vom Aerztlichen Verein im Kreise Bochum. Bochum, o.J. 15 Seiten. Br.
DM 15,–

1565 **F. Mallez/A. Tripier**
De la guérison durable des retrecissements de l'urèthre par la galvanocaustique chimique. Paris, 1867. 39 Seiten. Br. **DM 42,–**

1566 **L. Mandl/O. Bürger**
Die biologische Bedeutung der Eierstöcke nach Entfernung der Gebärmutter. 6 Abb., 14 Kurven, 13 Tafeln. Leipzig und Wien, 1904. 240 Seiten. Geb. **DM 38,–**

1567 **A. Marmorek**
Versuch einer Theorie der septischen Krankheiten. Stuttgart, 1894. 131 Seiten. Br. Rücken beschädigt.
DM 20,–

1568 **J. Martel**
De l'accommodation en obstétrique. Paris, 1878. 150 Seiten. Br.
DM 38,–

1569 **A. Martin**
Das extraperitoneale periuterine Hämatom. 1 Kurventafel. Stuttgart, 1882. 49 Seiten. Br. **DM 14,–**

1570 **E. Martin**
Die Neigungen und Beugungen der Gebärmutter nach vorn und hinten. Berlin, 1866. 233 Seiten. Geb. **DM 68,–**

1571 –,– dass. Br. **DM 60,–**

1572 **L. Martini**
Die Unfruchtbarkeit des Weibes. Erlangen, 1860. 61 Seiten. Geb. Stockfleckig. **DM 18,–**

1573 **A. Mayer/A. Pfleiderer/H. Reichenmiller**
Die Pflege der Wöchnerin und des Neugeborenen. 5.,neubearb.Auflage. 30 Abb. Stuttgart, 1953. XI, 240 Seiten. Br. **DM 10,–**

1574 **H. Martius**
Die geburtshilflichen Operationen. Ihre Ausführung und Anwendung. 6. Auflage. 281 Abb. Stuttgart, 1948. XI, 287 Seiten. Geb. **DM 14,–**

1575 **H. Martius**
Die gynäkologischen Operationen und ihre topographisch-anatomischen Grundlagen. 2., verb. Auflage. 427 Abb. und Bilderreihen von Käthe Droysen. Leipzig, 1941. XIX, 424 Seiten. Geb. Gestempelt. **DM 10,–**

1576 –,– dass. Unveränd. Neudruck d. verb. 4. u. 5. Auflage. 427 Abb. u. Bilderreihen von Käthe Droysen. Leipzig, 1949. XVI, 424 Seiten. Hln. Anstreichungen im Text. Hs. Notizen. **DM 15,–**

1577 **H. Martius**
Das kleine Frauenbuch. 51 Abb. Stuttgart, 1956. 76 Seiten. Geb. **DM 4,–**

1578 **H. Martius**
Die Kreuzschmerzen der Frau. Ihre Deutung und Behandlung. Gynäkologische Orthopädie. 3. Auflage. 64 Abb. Stuttgart, 1947. 136 Seiten. Br. **DM 8,–**

1579 **F. Mauriceau**
Die mulierum praegnantium, parturientium, et puerperarum morbis tractatus. Paris, 1681. 7 ungez. Blatt, 358 Seiten, 8 ungez. Blatt (Index) Ld. Rücken m. Goldschn. Leicht stockfleckig. Vorsatzblatt beschriftet. **DM 1200,–**

1580 **C. Mayrhofer**
Ueber die gelben Körper und die Ueberwanderung des Eies. Wien, 1876. 91 Seiten. Br. **DM 32,–**

1581 **F.L. Meissner**
Die Dislocationen der Gebärmutter und der Mutterscheide von Seiten ihrer Entstehung, ihres Einflusses und ihrer Behandlung. 3 Teile in zwei Bänden. Erster Theil: Der Vorfall der Gebärmutter und der Mutterscheide nebst einer geschichtlichen und critischen Beleuchtung der Pessarien. Leipzig, 1821. XII, 259 Seiten. Angebunden:
Zweiter Theil: Die Schieflagen und die Zurückbeugung der Gebärmutter nebst einer Zugabe über die neuerlich bekannt gewordene Umbeugung derselben. Leipzig und Sorau, 1822. XVI, 211 Seiten. Ppbd. 8°.
(2. Band) Dritter Theil: Die Umstülpung der Gebärmutter und der Mutterbruch. Leipzig, 1822. XVI, 192 Seiten. Ppbd. 8°. **DM 480,–**

1582 **F.L. Meissner**
Was hat das neunzehnte Jahrhundert für die Erkenntniss und Heilung der Frauenzimmerkrankheiten gethan? Zeitraum 1826 – 1832. Leipzig, 1833. VI, 397 Seiten. Geb. = Meissner, F.L., Forschungen des 19. Jahrhunderts, Theil 5.
DM 68,–

1583 **P. Mellin**
Kinderurologische Operationen. Unter Mitarbeit von P. Strohmenger und L. Stöcker. Zeichnungen von R. Brammer. 545 Abb. Stuttgart, 1969. VII, 268 Seiten. Geb. In Schuber.
(statt DM 148,–) **DM 125,–**

1584 **Memento de posologie et de therapeutique infantiles.** Rédigé par R. Turpin. Paris, 1948. Geb. 158 Seiten.
DM 5,–

1585 **B.M. Mensendieck**
Funktionelles Frauenturnen. 164 Abb. München, 1923. VII, 324 Seiten. Geb.
DM 15,–

1586 **H. Mireur**
La syphilis et la prostitution dans leurs rapports avec l'hygiene, la morale et la loi. Paris, 1875. 475 Seiten. Br. Umschlag eingerissen. **DM 38,–**

1587 **T.C. Minor**
Erysipelas and child-bed fever. Cincinnati, 1874. 131 Seiten. Geb.
DM 58,–

1588 **Möglichkeiten der Therapie.** Hrsg. v. K. Klare/E. Meyer. Band XII. Behandlung der Frauenkrankheiten. Stuttgart, 1939. 223 Seiten. Hln. **DM 8,–**

1589 **A. Moll**
Das Sexualleben des Kindes. Berlin, 1909. VIII, 313 Seiten. Hln. N. a. Vb. Tb. beschriftet. **DM 48,–**

1590 **E. Moro**
Diätetik und Therapie der Kinderkrankheiten. Separatabdruck aus der 7.Aufl. von Landesmann, Die Therapie an den Wiener Kliniken. Leipzig, Wien, 1904. 69 Seiten. Br. **DM 10,–**

1591 **F. Müller**
Die Ernährung und Pflege des Kindes im ersten Lebensjahre. Wien u. Leipzig, 1908. VI, 77 Seiten. Br. Umschlag gestempelt. **DM 8,–**

1592 **F.C. Naegele**
Das weibliche Becken betrachtet in Beziehung auf seine Stellung und die Richtung seiner Höhle nebst Beyträgen zur Geschichte der Lehre von den Beckenaxen. 3 Tafeln. Carlsruhe, 1825. VIII, 126 Seiten. Pppbd. **DM 80,–**

1593 **W. Nagel**
Die Gynäkologie des praktischen Arztes. 87 Figuren, 2 Tafeln. Berlin, 1898. VIII, 375 Seiten. Geb. **DM 28,–**

1594 **W. Nagel**
Harn- und Geschlechtsorgane. Tl. 2, Abt, 1: Die weiblichen Geschlechtsorgane. 70 Abb. Jena, 1896. VIII, 159 Seiten. Geb. = Handbuch der Anatomie des Menschen, hrsg. von K. v. Bardeleben. 7. Band, 2. Teil, 1. Abt. **DM 32,–**

1595 **H. Naujoks**
Das Problem der temporären Sterilisierung der Frau. Stuttgart, 1925. 81 Seiten. Br. **DM 9,–**

1596 **H. Naujoks/H. Boeminghaus**
Die Technik der Sterilisierung und Kastration. 18 Abb. Stuttgart, 1934. 32 Seiten. Br. **DM 8,–**

1597 **F.L. Neugebauer**
Zur Lehre von den angeborenen und erworbenen Verwachsungen und Verengerungen der Scheide sowie des angeborenen Scheidenmangels mit Ausschluss der Doppelbildungen. Berlin, 1895. IV, 223 Seiten. Tb. gest. Br.
DM 36,–

1598 **F.L. Neugebauer**
Verzeichniss wissenschaftlicher Arbeiten, Berichte, Vorträge und Demonstrationen von Kranken, anatom. Präparaten und chirurg. Instrumenten etc. für die Jahre 1881 – 1896. Breslau, o.J. 32 Seiten. Br. Umschlag und Tb. leicht beschädigt. **DM 15,–**

1599 **F.L. Neugebauer**
Zur Warnung beim Gebrauche von Scheidenpessarien. Leipzig, 1893. 90 Seiten. Br. Mit Widmung des Verfassers auf dem Umschlag. = S.-A.. aus "Archiv für Gynäkologie, Bd. 43, H. 3"
DM 24,–

1600 **K. Neuwirth**
Über den Ersatz der Operation des Gebärmutterkrebses durch die Strahlenbehandlung. Wien und Leipzig, 1923. 36 Seiten. Br. **DM 18,–**

1601 **W. Nieberding**
Ueber Ectropium und Risse am Halse der schwangeren und puerperalen Gebärmutter. 90 Abb. Würzburg, 1879. 153 Seiten. Br. **DM 24,–**

1602 **D.A.F. Nolde**
Beyträge zur Geburtshülfe. Drittes. Stück: Über die Grenzen der Natur und Kunst in der Geburtshilfe. Erfurt, 1811. XVI, 288 Seiten. Br. Stockfleckig. **DM 68,–**

1603 **H.-W. Ocklitz**
Die Bedeutung pathogener Colistämme (Dyspepsiecoli) für die akuten Durchfallserkrankungen des Säuglings. Mit einem Beitrag über die bakteriologische Untersuchungstechnik von E.F. Schmidt. 12 Abb. 8 Tab. Stuttgart, 1954. VII, 106 Seiten. Br. = Beiheft zum Archiv für Kinderheilkunde, H. 28. **DM 12,–**

1604 **F.B. Osiander**
Denkwürdigkeiten für die Heilkunde und Geburtshülfe aus den Tagebüchern der Königlichen practischen Anstalten zur Erlernung dieser Wissenschaften in Göttingen. Bd. 1. Mit Kupfern. Göttingen, 1794. CXX, 464 Seiten. Geb. Gestempelt. **DM 140,–**

1605 **J.R. Paul**
A History of Poliomyelitis. New Haven and London, 1971. XV, 486 Seiten. Ln. **DM 59,–**

1606 **H. v. Peham/J. Amreich**
Gynäkologische Operationslehre. 448 Abb. Berlin, 1930. XII, 766 Seiten. Geb.
DM 140,–

1607 **L. Piskaček**
Über Ausladungen umschriebener Gebärmutterabschnitte als diagnostisches Zeichen im Anfangsstadium der Schwangerschaft. 18 Abb. Wien/Leipzig, 1899. 83 Seiten. Br. Titelblatt beschmutzt. **DM 18,–**

1608 **J.J. Plenk**
Anfangsgründe der Geburtshülfe. Zwote verbesserte Auflage. Wien, 1774, 8 Bl., 453 Seiten. 2 Falttafeln im Anhang. Oldr. Rücken mit Goldprägung. Ganz leicht beschädigt. Hs. Besitzervermerke a. Vb. **DM 280,–**

1609 **J.J. Plenk**
Anfangsgründe der Geburtshülfe. Fünfte verbesserte Auflage. Wien, 1795, 4 Bl., 488 Seiten. Ppbd. 2 Falttafeln im Anhang. N. a. Vb. **DM 180,–**

1610 –,– dass. 6., verbesserte Auflage. 3 Bl., 466 Seiten. Geb. Leicht stockfleckig. N. a. Vb. u. Tb. **DM 180,–**

1611 **M. de Ponsan**
Histoire philosophique et médicale de la femme, considéreé dans toutes les epoques principales de la vie. 2. Auflage. Band 2: Hygiène physique et morale de la femme. **DM 80,–**

1612 **D. Pospischill/F. Weiss**
Über Scharlach (der Scharlacherkrankung zweiter Teil) Berlin, 1911. 147 Seiten. 14 Kurven. Geb. Titelblatt beschriftet. Mit Notizen. **DM 24,–**

1613 **W. Pschyrembel/J.W. Dudenhausen**
Grundriß der Perinatalmedizin. 140 Abb. u. Tab. Berlin, New York, 1972. 336 Seiten. Br. **DM 38,–**

1614 **F.W. Rathke/H. Kupfer**
Das spastisch gelähmte Kind. Ein Lehratlas zur Krankheitserkennung und Übungsbehandlung. Geleitwort von K. Lindemann. 706 Abb. in 815 Einzeldarstellungen von H.-U. Ahlefeld. Stuttgart, 1966. XII, 248 Seiten. Geb. In Schuber. **DM 28,–**

1615 **L.-R. Regnier**
Traitement des maladies des femmes par l'électricité. Avec 32 figures. Paris, 1896. IX, 299 Seiten. Br. **DM 64,–**

1616 **R. Remak**
Die abnorme Natur des Menstrualblutflusses. Berlin, 1842. VIII, 58 Seiten. Br. Abgedruckt in Busch's Neuer Zeitschrift für Geburtskunde 1842, Bd. XIII, H. 2. **DM 150,–**

1617 **A. Rheinstaedter**
Praktische Grundzüge der Gynaekologie. 49 Figuren. Berlin, 1886. XV, 388 Seiten. Geb. Vb. beschädigt. Exlibris. **DM 68,–**

1618 **G. Richelot**
La femme-médecin. Paris, 1875. 154 Seiten. Br. **DM 80,–**

1619 **J. Ries/J. Breitner**
Strahlenbehandlung in der Gynäkologie. 60 Abb. München und Berlin, 1959. XII, 219 Seiten. Geb. **DM 18,–**

1620 **F.A.M. v. Ritgen**
Das alterswidrig gebaute Frauenbecken nebst Vorschlag einer staendigen Buchstabenbezeichnung der Beckenmaasse. Giessen, 1853. XXVIII, 32 Seiten. Br. **DM 120,–**

1621 **C. Robert**
L'accouchement antiseptique par le sulfate de cuivre à la maternité de la pau. Paris, 1890. 52 Seiten. Br. **DM 28,–**

1622 **M. Rodecurt**
Die tägliche gynäkologische Sprechstunde. Zweite verbesserte und erweiterte Auflage. 3 Abb. Leipzig, 1942. 350 Seiten. Geb. **DM 12,–**

1623 **L. Roemheld**
Allgemeine Verhaltungsmassregeln bei den einzelnen Krankheiten der Kinder. Heidelberg, 1898. VI, 51 Bl. mit insg. 51 Verhaltungsmaßregeln. Br. 1. Umschl.-Seite beklebt. Mit Widmung des Verfassers an Czerny. **DM 25,–**

1624 **Rondet**
Abhandlung über die Vesico-Vaginal-Hernie oder über den Bruch der Blase durch die Vagina und die besten Mittel, demselben abzuhelfen; nebst einigen Beobachtungen, welche auf verschiedene andere Dislocationen der Gebärorgane Bezug haben, und durch die Anwendung der Pessarien geheilt wurden. 1 Tafel. Quedlinburg und Leipzig, 1839. X, 38 Seiten. **DM 90,–**

1625 **N. Rosen von Rosenstein**
Anweisung zur Kenntniß und Cur der Kinderkrankheiten. Aus dem Schwedischen übersezt und mit Anmerkungen erläutert von J.A. Murray. 4. verm. und verb. Auflage. Göttingen, 1781. 29 ungez. Blatt, 754 Seiten. 9 ungez. Blatt (Register) Geb. Vor- und Nachsatzblatt beschriftet. **DM 380,–**

1626 **N. Rosen de Rosenstein**
Traité des maladies des enfans: ouvrage qui est le fruit d'une longue observation, et appuyé sur les faits les plus authentiques. Traduit du Suédois par F. de Villebrune. Nouvelle edition. Paris, 1793. XV, 484 Seiten. Geb. **DM 540,–**

1627 **E. Rossi**
Herzkrankheiten im Säuglingsalter. Mit einem Geleitwort von G. Fanconi. 198 Abb. Stuttgart, 1954. XV, 373 Seiten. Ln. Beigefügt: Rossi, E., Differentialdiagnose der wichtigsten kongenitalen Angiokardiopathien. Tabelle XIV. Stuttgart, 1954. 1 Falttafel. Br. (statt DM 72,–) **DM 56,–**

1628 **G. Rossier**
Histoire de l'obstétrique. Lausanne, 1919. 15 Seiten. Br. **DM 36,–**

1629 **A.-W. Roux**
De la Tuberculose Mammaire. Avec 3 planches. Genève, 1891. 114 Seiten. Br. Leicht beschädigt. **DM 18,–**

1630 **C. Ruge/J. Veit**
Der Krebs der Gebärmutter. 7 Tafeln. Stuttgart, 1881. 157 Seiten. Br. **DM 34,–**

1631 **C. Ruge/J. Veit**
Zur Pathologie der Vaginalportion. Erosion und beginnender Krebs. Fünf Tafeln. Stuttgart, 1878. 68 Seiten. Br. = Sep.-Abdruck aus der "Zeitschrift für Geburtshülfe und Gynäkologie". **DM 12,–**

1632 **M. Runge**
Lehrbuch der Geburtshülfe. Mit zahlr. Abb. Vierte Auflage. Berlin, 1898. XVI, 579 Seiten. Geb. N. a. Tb. **DM 36,–**

1633 –,– dass. 6. Auflage. Mit zahlr. Abb. Berlin, 1901. XIV, 594 Seiten. Geb. **DM 30,–**

1634 **M. Runge**
Lehrbuch der Gynäkologie. Mit zahlr. Abb. Berlin, 1902. VIII, 468 Seiten. Geb. Mit Notizen. **DM 58,–**

1635 **M. Runge**
Das Weib in seiner Geschlechtsindividualität. Berlin, 1896. 28 Seiten. Br. Einige Seiten ohne Textverlust.beschädigt. **DM 15,–**

1636 –,– dass. 2., neubearbeitete Auflage. Berlin, 1897. 35 Seiten. Br. **DM 18,–**

1637 **J. v. Saexinger**
Gefrierdurchschnitt einer Kreisenden. Drei Tafeln mit Text. Tübingen, 1888. Lose in Mappe. Mit hs. Widmung d. Verfassers an Bruns.a. 1. Umschl.-Seite. **DM 80,–**

1638 **M. Sander**
Die Viruskrankheiten in der Gynäkologie und Geburtshilfe. Leipzig, 1953. 137 Seiten. Br. = Zwanglose Abhandlungen auf dem Gebiete der Frauenheilkunde, Bd. 14. **DM 10,–**

1639 **F.W. Scanzoni**
Die Krankheiten der weiblichen Brüste und Harnwerkzeuge, so wie die dem Weibe eigenthümlichen Nerven- und Geisteskrankheiten. Zweite vermehrte und verbesserte Auflage. Prag, 1859. XII, 538 Seiten. Br. **DM 250,–**

1640 **O. Schaeffer**
Die Prophylaxe bei Frauenkrankheiten. München, 1900. 45 Seiten. Br. Mit Widmung vom Verfasser auf dem Umschlag. = Handbuch der Prophylaxe, Abt. I, Teil 1. **DM 15,–**

1641 **L.F. Schaller**
Ist eine Dauerheilung des Krebses durch Radium und Mesothorium möglich? Stuttgart, 1913. 12 Seiten. Br. Mit Widmung des Verfassers auf dem Umschlag. **DM 8,–**

1642 **F. Schauta**
Gynaekologische Behandlung einst und jetzt. Salzburg, 1910. 46 Seiten. Br. **DM 8,–**

1643 **E. Schiff/K. Mosse**
Saure Milchmischungen in der Ernährungstherapie des Säuglings. Berlin, 1924. 51 Seiten. Br. = Abhandlungen aus der Kinderheilkunde und ihren Grenzgebieten. Beihefte zum Jahrbuch für Kinderheilkunde, H. 3. **DM 10,–**

1644 **W. Schlesinger**
Gynäkologische Studien. Tl. 1: Anatomische und klinische Untersuchungen über extraperitoneale Exsudationen im weiblichen Becken. Mit einer lithographirten Tafel. Wien, 1879. 104 Seiten. Br. **DM 20,–**

1645 **O.A.H. Schmitz**
Wege zur Reife. Das Ende der Jugendkonjunktur. Freiburg, 1931. 185 Seiten. Ln. N. a. Vb. **DM 12,–**

1646 **A. Schnitzer**
Die Metroscopie oder Diagnose und Therapie der organischen Gebärmutter-Krankheiten, gestützt auf die Anwendung des Mutterspiegels. Nach dem Englischen des J. Balbirnie bearbeitet und mit Anmerkungen versehen, nebst einem Anhange über den Gebrauch des Stethoscops in der Geburtshilfe. Mit 1 Tafel lithographirter Abbildungen. Berlin, 1838. XVI, 424 Seiten, 3 Bl. Geb. N. a. Vb. **DM 140,–**

1647 **J. Schottlaender**
Ueber Eierstockstuberkulose. 4 Tafeln. Jena, 1897. 169 Seiten. Br. **DM 28,–**

1648 **R. Schröder**
Gynäkologie. Erste und zweite Auflage. 387 Abb. Berlin, 1947. XIV, 551 Seiten. Br. Umschlag beschädigt. **DM 10,–**

1649 **Seiffart**
Die Massage in der Gynäkologie. 14 Abb. Stuttgart, 1888. 54 Seiten. Br. **DM 14,–**

1650 **C. Seitz**
Grundriss der Kinderheilkunde. Berlin, 1894. VI, 478 Seiten. Geb. **DM 20,–**

1651 –,– dass. Br. **DM 18,–**

1652 **C. Seitz**
Kurzgefasstes Lehrbuch der Kinderheilkunde. 3. vermehrte und völlig umgearbeitete Auflage. Berlin, 1910. X, 558 Seiten. Br. **DM 28,–**

1653 **H. Sellheim**
Gemütsverstimmungen der Frau. Mit einem Titelbild und 2 Abb. Stuttgart, 1930. 81 Seiten. Br. **DM 8,–**

1654 **J. Servières**
De l'herpès génital chez la femme. Bordeaux, 1892. 69 Seiten. Br. Umschlag beschädigt. Dissertation. **DM 32,–**

1655 **E. v. Seuffert**
Die Becken-Sammlung der Universitäts-Frauenklinik und Hebammenschule München und die Ursachen und Einteilung der Becken-Formen. 65 Abb. Osterwieck am Harz, 1926. VIII, 185 Seiten. Br. Umschlag leicht verschmutzt. **DM 32,–**

1656 **E. v. Seuffert**
Lehrbuch der physikalischen, biologischen und klinischen Grundlagen zur Strahlen-Tiefen-Therapie und ihrer Anwendung in der Gynäkologie. Mit einem Geleitwort von A. Döderlein. 77 Abb. 21 Tafeln. Berlin, 1923. XXII, 559 Seiten. Br. Umschlag beschädigt. **DM 48,–**

1657 **E. Seuvre**
Recherches sur l'inflammation des trompes utérines et ses consequences. Paris, 1874. 98 Seiten. Br. Mit Widmung des Verfassers. **DM 36,–**

1658 **H.C. Shirkey (Editor)**
Pediatric Therapy. illus. Saint Louis, 1964. 1144 Seiten, Abb., Ln. **DM 48,–**

1659 **E.C.J. v. Siebold**
Anleitung zum geburtshülflichen technischen Verfahren am Phantome als Vorbereitung zur künftigen Ausübung der Geburtshülfe. Berlin, 1828. VIII, 184 Seiten. Geb. **DM 240,–**

1660 **J. v. Siebold**
Geburtshülfliche Briefe. Braunschweig, 1862. XIV, 214 Seiten. Geb. N. a. Vb. **DM 320,–**

1661 **J. v. Siebold**
Lehrbuch der Geburtshülfe. Zum Gebrauche bei academischen Vorlesungen und zu eigenem Studium. Berlin, 1841. XVI, 675 Seiten. **DM 480,–**

1662 **J. Siegl**
Die Sulfonamide bei der Behandlung von Kinderkrankheiten. Stuttgart, 1946. 207 Seiten. Geb. **DM 8,–**

1663 **J. Siegl**
Therapie der Kinderkrankheiten. 2. vollständig neu bearbeitete Auflage. Wien, 1965. XV, 496 Seiten. Ln. **DM 25,–**

1664 **W. Sigwart**
Die Technik der Radikaloperation des Uterus-Karzimoms. 13 Tafeln, 3 Abb. Wiesbaden, 1911. 45 Seiten. Tafeln im Anhang. Tb. gest. 1. Umschl.-Seite beschr. **DM 68,–**

1665 **G. Simon**
Diagnostik und Klinik der Lungentuberkulose des Kindesalters. 44 Abb. Stuttgart, 1940. V, 75 Seiten. Br. = Beihefte zum Archiv für Kinderheilkunde, Heft 23. **DM 16,–**

1666 **J.M. Sims**
Clinical notes on uterine surgery. With special reference to the management of the sterile condition. London, 1866. VIII, 436 Seiten. Geb. Mit Widmung des Verfassers an Dr. Uhland. **DM 320,–**

1667 **J.M. Sims**
Klinik der Gebärmutter – Chirurgie mit besonderer Berücksichtigung der Behandlung der Sterilität. Deutsch hrsg. von H. Beigel. 142 Holzschnitte. Erlangen, 1866. XIII, 333 Seiten. Geb. **DM 140,–**

1668 –,– dass. 2., vielfach vermehrte Auflage. 152 Holzschnitte. Erlangen, 1870. XI, 352 Seiten. Geb. Leicht stockfleckig. **DM 100,–**

1669 –,– dass. 3., vermehrte Auflage. 152 Holzschnitte. Erlangen, 1873. X, 362 Seiten. Geb. **DM 100,–**

1670 **J.M. Sims**
Über Ovariotomie. Deutsch von H. Beigel. Mit Holzschnitten. Erlangen, 1873. 105 Seiten. Br. **DM 82,–**

1671 **G. Sisto**
Conférences de pathologie infantile. 34 figures. Traduction francaise. Paris, 1910. IX, 231 Seiten. Br. **DM 32,–**

1672 **C.A. Smith**
The Physiology of the Newborn Infant. Third edition. Oxford, 1959. XII, 497 Seiten. Geb. **DM 48,–**

1673 **E. Smith**
Clinical Studies of Disease in Children. 2nd edition. London, 1887. XV, 318 Seiten. Ln. Tb. gestempelt. Mit Unterstreichungen. **DM 52,–**

1674 **E. Smith**
A practical Treatise on Disease in Children. London, 1884. XXIV, 844 Seiten. Geb. Mit Randnotizen und Unterstreichungen. **DM 60,–**

1675 –,– dass. 2nd edition. New York, 1884. XXIV, 844 Seiten. Geb. Exlibris. **DM 60,–**

1676 **J.L. Smith**
A Treatise on the Diseases of Infancy and Childhood. Fifth edition, thoroughly revised. illus. Philadelphia, 1881. 836 Seiten. Geb. Exlibris. **DM 60,–**

1677 **O. Soltmann**
Ueber die Behandlung der wichtigsten Magen-Darmkrankheiten des Säuglings. Tübingen, 1881. 37 Seiten. Br. **DM 14,–**

1678 –,– dass. 2., vermehrte Auflage. Tübingen, 1886. 57 Seiten. Br. **DM 14,–**

1679 **K.-H. Sommer**
Die Gonorrhöe der Frau. Zweite Auflage. 39 Abb. Leipzig, 1949. 181 Seiten. Geb. **DM 15,–**

1680 **P. Sommerfeld**
Die chemische und kalorimetrische Zusammensetzung der Säuglingsnahrung. Stuttgart, 1902. 26 Seiten. Br. **DM 16,–**

1681 **Sonnenberger**
Die specifische Behandlung des Keuchhustens mit Dr. Knorr's Antipyrin. Worms, 1888. 11 Seiten. Br. = S.-A. aus den Therapeutischen Monatsheften. **DM 5,–**

1682 **H. Sperling**
Die Erkrankungen der weiblichen Brüste, Ursachen, Wesen, Vorbeugungen und naturgemäße (arzneilose) Behandlung derselben. Berlin, o.J. 26 Seiten. Br. Ohne Umschlag. – Gesundheits-Bibliothek. 9. Heft. **DM 8,–**

1683 **H. Sperling**
Die Pflege der weiblichen Brüste und das Stillen der Säuglinge. Berlin, o.J. 19 Seiten. Br. = Schuberts Sammlung volkstümlicher Vorträge. Heft VII. **DM 12,–**

1684 **O. Spiegelberg**
Über das Wesen des Puerperalfiebers. Leipzig, o.J. 24 Seiten. Br. Mit Widmung des Verfassers an Professor Scanzoni. Umschlag beschädigt.
DM 18,–

1685 **O. Spisla/A.C. Kirstein**
Monatszyklus und Basaltemperatur als Grundlagen einer natürlichen Geburtenregelung. Spich Bez. Köln, 1957. 61 Seiten. Br. Vb. beschrieben.
DM 5,–

1686 **A. Steffen**
Die malignen Geschwülste im Kindesalter. Stuttgart, 1905. VIII, 276 Seiten. Br. **DM 24,–**

1687 **E. Stein**
Réflexions sur l'implantation de l'arrière-faix sur le col de la matrice. La Haye, 1849. 59 Seiten. Br.
DM 120,–

1688 **G.W. Stein der Ältere**
Kurze Beschreibung einer Brust- oder Milchpumpe, sammt der Anweisung zu deren vorteilhaften Gebrauch bey Schwangern und Kindbetterinnen. Mit einem Kupfer. Nebst der Anzeige seiner Vorlesungen über die Chirurgie und Entbindungskunst. Cassel, 1773. 20 Seiten.
1. Anhang: Nachricht zum Gebrauche des übrigen Apparats der von dem Herrn Professor Stein zu Cassel beschriebenen Brust- oder Milchpumpe. 2 Bl.
2. Anhang: Breithaupt, J.C., Anweisung zum Mechanischen Gebrauch der Steinischen Brustpumpe. Cassel, 1774. Die Tafel fehlt. 12 Seiten. **DM 120,–**

1689 **G.W. Stein der Jüngere**
Die Lehranstalt der Geburtshülfe zu Bonn. 1. (einziges) Heft. 2 Abb. Elberfeld, 1823. VI, 202 Seiten. Geb.
DM 86,–

1690 **R. von Steinbüchel**
Die Therapie an der geburtshilflich-gynäkologischen Klinik des Prof. Dr. C. von Rokitansky in Graz. B. Gynäkologie. Leipzig u. Wien, 1894. 34 Seiten. Br. Umschlag beschädigt. = Die klinische Therapie der Gegenwart. II. Heft. **DM 24,–**

1691 **J. Steiner**
Compendium der Kinderkrankheiten. Leipzig, 1872. XII, 456 Seiten. Geb. Exlibris. **DM 48,–**

1692 –,– dass. 3., vermehrte Auflage. bearbeitet von L. Fleischmann/M. Herz. Leipzig, 1878. XIV, 444 Seiten. Hln. Exlibris. **DM 48,–**

1693 **H. Stelzner**
Gefährdete Jahre im Geschlechtsleben des Weibes. München, 1931. 233 Seiten. Geb. **DM 14,–**

1694 **W. Stemmer**
Gynäkologie in der täglichen Praxis. 16 Abb., 1 Falttafel. Stuttgart, 1956. 199 Seiten. Geb. Vb. beschr.
DM 15,–

1695 **Cl. und W. Stern**
Erinnerung, Aussage und Lüge in der ersten Kindheit. Dritte unveränderte Aufl. 1 Tafel. Leipzig, 1922. X, 160 Seiten. Geb. = Monographien über die seelische Entwicklung des Kindes, Bd. 2. **DM 42,–**

1696 **E. Stern**
Jugendpsychologie. Dritte, durchgesehene und ergänzte Auflage. Breslau, 1931. 102 Seiten. Geb. = Jedermanns Bücherei. **DM 14,–**

1697 **W. Stirnimann**
Genickstarre im Kindesalter. Bern, 1944. 86 Seiten. Br. **DM 10,–**

1698 **V. Stoeber**
La Clinique des maladies des enfants de la Faculté de Strasbourg pendant les trois années scolaires 1837 – 1840. Strasbourg, 1841. 70 Seiten. Br. **DM 40,–**

1699 **W. Stoeltzner**
Oxypathie. 16 Kurven. Berlin, 1911. 92 Seiten. Geb. Mit Notizen. **DM 24,–**

1700 **C.H. Stratz**
Die rechtzeitige Erkennung des Uteruskrebses. 25 Abb., 1 Tafel. Stuttgart, 1904. 53 Seiten. Br. **DM 16,–**

1701 **K. Szegö**
Bericht über das Kindersanatorium in Abbazia in den Jahren 1897 und 1898. Budapest, 1899. 24 Seiten. Br. **DM 5,–**

1702 – – dass. Bericht über 1899 und 1900. Budapest, 1901. 20 Seiten. Br. **DM 5,–**

1703 **K. Szegö**
Dispositions-Katarrhe der Kinder. Wien, 1901. 14 Seiten. Br. = Abdruck aus "Klinisch-therapeutische Wochenschrift", Nr. 7, 1901. **DM 8,–**

1704 **L. Tait**
The pathology and treatment of diseases of the ovaries. London, 1874. 67 Seiten. Br. Reprinted from the British Medical Journal 1874. **DM 48,–**

1705 **S. Tapfer**
Typische gynäkologische Operationen unter besonderer Berücksichtigung technischer Vorteile. 146 Abb. München, Berlin, 1952. 57 Seiten. Geb. **DM 26,–**

1706 **S. Tarnier/J. Chantreuil**
Physiologie et hygiéne de la première enfance. Extrait du Traité de l'art des accouchements. Paris, 1882. VII, 250 Seiten. Br. **DM 30,–**

1707 **P.I.S. Téallier**
Der Gebärmutter-Krebs, seine Ursachen, Kennzeichen und Behandlung. Quedlinburg und Leipzig, 1836. XII, 167 Seiten. Geb. oder Br. **DM 80,–**

1708 **P.S. Téallier**
Ueber die Ursachen, Erkenntniss und Behandlung des Gebärmutterkrebses. Ins Deutsche frei übertragen von E. Martiny. Mit einer Abb. Weimar, 1837. XXII, 240 Seiten. Geb. **DM 80,–**

1709 –,– dass. Br. **DM 72,–**

1710 **J. v. Teuffel**
Bericht über die innere und gynaekologische Abteilung des Ludwigs-Spitals Charlottenhilfe in Stuttgart in den Jahren 1879 – 1883. Stuttgart, 1884. 53 Seiten. Br. **DM 8,–**

1711 **F. Theodor**
Praktische Winke zur Ernährung und Pflege der Kinder in gesunden und kranken Tagen. 2., bedeutend vermehrte und verbesserte Auflage. Berlin, 1902. 135 Seiten. Br. **DM 8,–**

1712 –,– dass. 4., vermehrte, verbesserte Auflage. Königsberg, 1909. 260 Seiten, 1 Gewichtstabelle. Br. **DM 8,–**

1713 **Tuberkulöse Kinder,** hrsg. von A. Thiele. 11 Abb. Leipzig, 1915. 256 Seiten. Br. = Festschrift zum 10jährigen Bestehen des Vereins zur Bekämpfung der Schwindsucht in Chemnitz und Umgebung. **DM 46,–**

1714 **A.E.S. Thomas**
Das schraeg verengte Becken von Seiten der Theorie und Praxis nach dem gegenwaertigen Stand der Wissenschaft. 7 Tafeln. Leyden und Leipzig, 1861. VI, 34 Seiten. Geb. **DM 92,–**

1715 **E.L. Thorndike**
Psychologie der Erziehung. Übersetzt und hrsg. von O Bobertag. 52 Abb. Jena, 1922. XI, 351 Seiten. Geb. N.a. Tb. Mit Notizen und Unterstreichungen. **DM 18,–**

1716 **E.J. Tilt**
A Handbook of uterine therapeutics, and of diseases of women. 3. Auflage. London, 1868. XVI, 423, 10 Seiten. Geb. Mit Widmung an Professor Scanzoni. **DM 120,–**

1717 **E.J. Tilt**
Handbuch der Gebärmutter-Therapie. Autorisirte deutsche Ausgabe. Erlangen, 1864. X, 245 Seiten. Br. Umschlag leicht beschädigt. **DM 58,–**

1718 **L. Tobler/G. Bessau**
Allgemeine pathologische Physiologie der Ernährung und des Stoffwechsels im Kindesalter. 34 Abb. Wiesbaden, 1914. 278 Seiten. Hln. N. a. Tb. = S.-A. aus Handbuch der allgemeinen Pathologie, hrsg. von Brüning-Schwalbe Bd. I, Abt. II. **DM 18,–**

1719 **Traité de Médecine des Enfants,** hrsg. von P. Nobécourt/L. Babonneix, 5 Bde. Paris, 1934. Hld.
Teil 1: 884 Seiten, Abb.
Teil 2: 960 Seiten, Abb.
Teil 3: 1086 Seiten, Abb.
Teil 4: 956 Seiten, Abb.
Teil 5: 876 Seiten, Abb. **DM 580,–**

1720 **M. Tramer**
Das Seelenleben des Jugendlichen. Seine Eigenart und Schwierigkeiten. Schwarzenburg, 1947. 11 Seiten. Geb. Mit Unterstreichungen. Rücken lose. **DM 4,–**

1721 **A. Tripier**
Lésions de forme et de situation de l'utérus. Leurs rapports avec les affections nerveuses de la femme et leur traitement. 2. Auflage. Paris, 1874. 101 Seiten. Br. Mit Widmung des Verfassers. Umschlag leicht beschädigt. **DM 48,–**

1722 **O. Turmlirz**
Jugendpsychologie der Gegenwart. 2. vermehrte Auflage. Berlin, 1933. 97 Seiten. Geb. Mit Unterstreichungen und Notizen. **DM 18,–**

1723 **Ö. Tuszkai**
Klinische Studien über Zangen-Geburten im Vergleich mit anderen Operationen der zweiten Geburtsperiode. Budapest, 1903. 79 Seiten. Br. **DM 18,–**

1724 **J. Ufer**
Hormontherapie in der Frauenheilkunde. 82 Abb. 3., vollständig neubearbeitete und erweiterte Auflage. Berlin, 1966. XI, 159 Seiten. Br. **DM 12,–**

1725 **L. Unger**
Lehrbuch der Kinderkrankheiten. Leipzig/Wien, 1890. XII, 624 Seiten. Br. **DM 36,–**

1726 **J. Urban**
Katechismus für Hebammen oder faßliche Anweisung zur Erlernung und Ausübung der Hebammenkunst. Leipzig, 1829. VI, 145 Seiten. Ppbd. N.a. Tb. **DM 80,–**

1727 **A. Valenta**
Die Catheterisatio Uteri als wehenerzeugendes und wehenverbesserndes Mittel. Wien, 1871. IV, 127 Seiten. Geb. **DM 48,–**

1728 **J. Veit**
Gynäkologische Diagnostik. Dritte Auflage. 37 Holzschnitte. Stuttgart, 1899. VIII, 206 Seiten. Br. **DM 27,–**

1729 **T.H. van de Velde**
Die vollkommene Ehe. Eine Studie über ihre Physiologie und Technik. 21. Aufl. Leipzig u. Stuttgart. XX, 302 Seiten. Geb. **DM 10,–**

1730 **Verein für Kinderheilstätten an den Deutschen Seeküsten.** VIII. General-Versammlung am 27. April 1888 zu Berlin. o.O., o.J. 47 Seiten. Br. **DM 8,–**

1731 **K. Vierordt**
Physiologie des Kindesalters. Tübingen, 1877. 178 Seiten. Br. **DM 76,–**

1732 **H. Vignes**
Maladies des femmes enceintes.
Band III: Affections de la peau. Paris, 1937. 202 Seiten. Br. N. a. 1. Umschl.-Seite u. Tb. Umschlag leicht beschädigt. **DM 18,–**

1733 **E. Villiger**
Sprachentwicklung und Sprachstörungen beim Kinde. Unter Berücksichtigung hirnanatomischer Grundlagen. 5 Figuren. Leipzig, 1911. 95 Seiten. Br. **DM 22,–**

1734 **G. Vogel**
Die Blutungen bei Frauenleiden. Stuttgart, 1904. 85 Seiten. Br. **DM 12,–**

1735 **G. Vogel**
Lehrbuch der Geburtshilfe für Hebammen. 1 Tafel, 57 Abb. Stuttgart, 1901. XVI, 176 Seiten. Br. **DM 28,–**

1736 **E. Vogt**
Operative Gynäkologie. 416 Abb. Jena, 1952. XII, 346 Seiten. Geb. Mit Unterstreichungen und Notizen. **DM 16,–**

1737 **C. Wächter**
Die Selbstpflege der unterleibskranken Frau. Stuttgart, 1887. 46 Seiten. Br. **DM 8,–**

1738 **G. Walcher**
Senkung und Vorfall von Scheide und Gebärmutter sowie die veralteten Dammrisse. Tübingen, 1887. XIII, 161 Seiten. Br. 1. Umschl.-Seite gest. = Gynäkologische Abhandlungen. I. **DM 32,–**

1739 **M. Walthard**
Zur Aetiologie der Ovarialadenome. Eine anatomische Studie. 15 Tafeln. Stuttgart, 1903. 97 Seiten. Br. = = S.-A. aus "Zeitschrift für Geburtshülfe und Gynaekologie. Bd. 59, H.2" **DM 34,–**

1740 **J.B. Watson**
Psychische Erziehung im frühen Kindesalter. 16 Bilder. Die deutsche Übersetzung besorgte Th. Dürr. Leipzig, o.J. XX, 170 Seiten. Hln. m. N. **DM 18,–**

1741 **F. Weber**
Beiträge zur pathologischen Anatomie der Neugebornen. Kiel, 1851. 74 Seiten. Ppbd. **DM 68,–**

1742 **H.W. Wehn**
Erfahrungen und Bemerkungen über die Wendung. Ein Glückwunsch zur Feier des 25jährigen Dienstjubiläums des Herrn Geheimen Medizinalraths Dr. F.A. Ritgen. Giessen, 1833. VIII, 43 Seiten. Br. Stockfleckig.
DM 68,–

1743 **W. Weibel**
Einführung in die gynäkologische Diagnostik. Sechste, durchgesehene Auflage. 204 Abb. Wien, 1942. IV, 191 Seiten. Br. N. a. Tb., mit Unterstreichungen. **DM 8,–**

1744 –,– dass. 5. und 6. verbesserte Auflage. 1383 Abb, 32 Tafeln. Berlin und Wien, 1943. XII, 1044 Seiten. Geb.
DM 20,–

1745 **W. Weibel**
Lehrbuch der Frauenheilkunde in zwei Bänden. Dritte, durchgesehene und verbesserte Auflage. 1. Band: Geburtshilfe. Mit 849 zum Teil mehrfarbigen Abb. im Text und 16 farbigen Tafeln. Berlin und Wien, 1940. VII, 647 Seiten. Geb. **DM 15,–**

1746 –,– dass. 2. Band: Vierte unveränderte Auflage. Gynäkologie. Mit 534 zum Teil mehrfarbigen Abb. im Text und 16 farbigen Tafeln. Berlin und Wien, 1941. VII, 398 Seiten. Geb.
DM 15,–

1747 **L. Weismantel**
Ueber die geistesbiologischen Grundlagen des Lesegutes der Kinder und Jugendlichen. Augsburg, 1931. VIII, 290 Seiten. Ln. N. a. Vb. **DM 26,–**

1748 **H. Werner**
Einführung in die Entwicklungspsychologie. 2. umgearb. Auflage. 55 Abb. 1 Tafel. Leipzig, 1933. VII, 432 Seiten. Ln. N. a. Vb. **DM 24,–**

1749 **C. West**
Lehrbuch der Frauenkrankheiten. Nach der 2. Auflage des Originals ins Deutsche übertragen von W. Langenbeck. Göttingen, 1860. VIII, (Seite III falsch paginiert). 782 Seiten. Hldr.
DM 280,–

1750 **M. White/W.M. Dennison**
Surgery in Infancy and Childhood. Edinburgh/London, 1958. XII, 444 Seiten. Abb. Ln. **DM 18,–**

1751 **O. Wille**
Nervenleiden und Frauenleiden. Stuttgart, 1902. 48 Seiten. Br. **DM 10,–**

1752 **W. Williams**
Papillomatous. Tumors of the Ovary. Baltimore, 1892. 84 Seiten und 1 Tafel. Br. Widmungsexemplar des Autors. Letzte Umschlagseite fehlt. **DM 48,–**

1753 **F. Winckel**
Die Pathologie der weiblichen Sexual-Organe. In Lichtdruck-Abbildungen nach der Natur in Originalgrösse. Durch anatomische und klinische Erfahrungen erläutert. 49 Tafeln, 5 Holzschnitte. Leipzig, 1881. VIII, 439 Seiten. Geb. **DM 70,–**

1754 **F. Winckel**
Über die Bedeutung praecipitirter Geburten für die Aetiologie des Puerperalfiebers. München, 1884. 104 Seiten. Br. Hs. Widmung des Verfassers f. Prof. Dr. Fehling auf dem Umschlag. Gest. **DM 38,–**

1755 **Franz von Winckel.** Achtzehn Vorträge aus seinem Nachlasse. Hrsg. von M. Stumpf. Mit einem Porträt. Wiesbaden, 1914. VIII, 287 Seiten. Br. **DM 42,–**

1756 **G. Winter**
Die Bekämpfung des Uteruskrebses. Stuttgart, 1904. 76 Seiten. Br.
DM 18,–

1757 **G. Winter**
Über die Recidivide des Uteruskrebses insbesondere über Impfrecivide. 1 Tafel, 18 Figuren. Stuttgart, 1893. 67 Seiten. Br. **DM 14,–**

1758 **S. Wronsky/A. Kronfeld**
Sozialtherapie und Psychotherapie in den Methoden der Fürsorge. Unter Mitwirkung von R. Reiner. Berlin, 1932. VI, 120 Seiten. Br. N. a. Vb. **DM 8,–**

1759 **T. Ziehen**
Das Seelenleben der Jugendlichen. 5 Abb. Vierte, stark erweiterte Auflage. Langensalza, 1931. VI, 175 Seiten. Geb. = Fr. Manns Pädag. Magazin, H. 916. **DM 18,–**

1760 **H.-K. Zinser**
Die Zytodiagnostik in der Gynäkologie. 31 Abb., 10 Tafeln. Jena, 1951. VII, 110 Seiten. Geb. **DM 14,–**

1761 **P. Zweifel**
Die Stielbehandlung bei der Myomectomie. 20 Holzschnitte. Stuttgart, 1888. 140 Seiten. Br. **DM 20,–**

1762 **Des enfans devenus celebres par leurs etudes ou par leurs ecrits.** Traité historique. Paris, chez A. Dezallier. 1688. (3), 515 Seiten, 9 Seiten. OLdr, Rücken mit Goldprägung. Vb. beschr. Tb. m. hs. Besitzervermerken.u. Stempel. 12°. Im ganzen sehr gut erhalten. **DM 850,–**

Zeitschriften

Annales de Gynecologie et d'Obstétrique
Band 5-26, 28, 33-36, 38-44, 47-54, 58-60. 2. Serie. Band 1-10. 1876 – 1916. je Band **DM 30,–**

Archiv für Gynäkologie
Band 1-175 Heft 1, 2. 1870 – 1944. ohne Bd. 42, 99 H. 1, 112, 113 H. 3 (statt DM 10.500,–) **DM 7.500,–**

Band 3, 4, 19-24, 33, 44-60, 62-70, 73-89, 95-98, 100-108, 114, 115, 117-168, 170, 171, 173
je Bd. (statt DM 150,–) **DM 75,–**

Band 176-212, 1948 – 1972 Br. (statt DM 5.000,–) **DM 2.500,–**

Band 176, 177, 179, 181, 182, 184, 185, 187, 188, 190-192, 194, 196, 197, 199, 200, 203-213 Br.
je Bd. (statt DM 190,–) **DM 95,–**

Band 178, 180, 183, 186, 189, 193, 195, 198, 201, 202 Br.
je Bd. (statt DM 80,–) **DM 40,–**

Band 213, 1972/1973 Br. **DM 144,–**

Band 214-215, 1973 Br. je **DM 144,–**

Berichte über die gesamte Gynäkologie und Geburtshilfe sowie deren Grenzgebiete
Band 1-44, 1923 – 1943 Geb. u. Br. **DM 2.500,–**

Band 47-105, 1952 – 1972 Br. (statt DM 5.670,–) **DM 2.835,–**

Band 47–91 Br. je Bd. (statt DM 100,–) **DM 50,–**

Band 92-103 je Bd. (statt DM 148,–) **DM 74,–**

Band 104, 105, 1972 je Bd. **DM 198,–**

Geburtshilfe und Frauenheilkunde
Jg. 9, 1949 Geb. **DM 15,–**

Der Gynäkologie
Band 1-5, 1968 – 1972 Br.
(statt DM 290,–) **DM 145,–**

Einzelbände je
(statt DM 68,–) **DM 34,–**

Band 6, 1973 **DM 68,–**

Jahrbuch für Kinderheilkunde
Band 1-7, Neue Folge Band 1-3,
1857 – 1870 zus. **DM 350,–**

Band 51-80, 1900 – 1914 Geb.
je **DM 40,–**

Jahresbericht Gynäkologie und Geburtshilfe
Jahrgang 1-51, 1888 – 1939
DM 450,–

Jahrgang 33/34-51 je Bd. **DM 12,50**

Jahresbericht Kinderheilkunde
Band 1-15, 1912 – 1933 **DM 150,–**

Journal für Kinderkrankheiten
Band 1-37, 44-49, 51-53, 55, 59,
1843 – 1872 je **DM 25,–**

Kinderärztliche Praxis
Jahrgang 18-22, 24-26, 1950 – 1954,
1956 – 1958 je **DM 15,–**

Monatsschrift für Geburtshülfe und Gynaekologie
Band 1, 6, 8, 10, 11, 15, 24, 30, 40,
41, 47, 52, 64 je **DM 15,–**

Register zu Bd. 6-35 Geb. **DM 15,–**

Monatsschrift für Geburtskunde und Frauenkrankheiten
Band 1, 3, 4, 5, 7, 15, 17, 19/20-33/34,
1853 – 1869 je Bd. **DM 20,–**

Monatsschrift für Kinderheilkunde
Band 1-95 Heft 1/2, 1902 – 1944
ohne Band 17 H. 1/3, 93 H. 5/6
(statt DM 8.000,–) **DM 4.000,–**

Band 25, 27, 28, 29, 33, 36-38, 43-45,
47-88, 90, 91 je Bd.
(statt DM 96,–) **DM 48,–**

Österreichische Zeitschrift für Kinderheilkunde und Kinderfürsorge
Band 1-11, 1947 – 1955 **DM 500,–**

Österreichisches Jahrbuch für Paediatrik
1871 – 1877 je **DM 60,–**

Pädiatrie und Pädologie
Band 1-7, 1965 – 1972 Br. **DM 780,–**

Band 1-6 Br. je **DM 140,–**

Band 7 Br. **DM 94,–**

Band 8, 1973 Br. **DM 94,–**

Pediatric Radiology
Band 1, 1973 **DM 120,–**

Band 2, 1974 **DM 120,–**

Praktische Ergebnisse der Geburtshilfe und Gynäkologie
Jg. 1-8, 1909 – 1920 **DM 250,–**

Praxis der Kinderpsychologie
Band 1-8, 1952 – 1959
1956 ohne H. 5, 6
1959 ohne Register **DM 250,–**

Transactions of the Obstetrical Society of London
Band 1-7, 9, 11-20, 22-25, 27-49,
1860 – 1908 je **DM 25,–**

Verhandlungen der Deutschen Gesellschaft für Gynäkologie

6., 7., 8.-13., 15. Versammlung,
1885 – 1913/14 je **DM 40,–**

27.-37. Verhandlungsbericht,
1949 – 1968, 1950 – 1969
(statt DM 750,–) **DM 375,–**

Verhandlungsbericht = Archiv für Gynäkologie

27, 1949 Band 178
28, 1951 Band 180
29, 1952 Band 183
30, 1954 Band 186
31, 1956 Band 189
32, 1958 Band 193
33, 1960 Band 195
34, 1962 Band 198
35, 1964 Band 202
36, 1966 Band 204, Heft 2/3
37, 1968 Band 207, Heft 1/2
je Bd. (statt DM 80,–) **DM 40,–**

38. Verhandlungsbericht 1970 (Archiv für Gynäkologie, Band 211, Heft 1/2)
(statt DM 80,–) **DM 40,–**

Verhandlungen der Deutschen Gesellschaft für Kinderheilkunde

Versammlung = Monatsschrift für Kinderheilkunde

48, 1948 Band 97, Heft 3-6
49, 1949 Band 98, Heft 2-4
50, 1950 Band 99, Heft 1-3
51, 1951 Band 100, Heft 4
52, 1952 Band 101, Heft 3
53, 1953 Band 102, Heft 2
54, 1954 Band 103, Heft 2
55, 1955 Band 104, Heft 3
56, 1957 Band 106, Heft 3
57, 1958 Band 107, Heft 3
58, 1959 Band 108, Heft 3
59, 1960 Band 109, Heft 3
60, 1961 Band 110, Heft 3
61, 1963 Band 112, Heft 4
62, 1964 Band 113, Heft 4
63, 1965 Band 114, Heft 4
64, 1966 Band 115, Heft 4
65, 1967 Band 116, Heft 6
per "Vers." (statt DM 18,–) **DM 9,–**

66. Versammlung 1968 (Monatsschrift für Kinderheilkunde, Bd. 117, H. 4)
(statt DM 22,–) **DM 11,–**

67. Versammlung 1969 (Monatsschrift für Kinderheilkunde, Bd. 118, H. 6)
(statt DM 24,–) **DM 12,–**

68. Versammlung 1970 (Monatsschrift für Kinderheilkunde, Bd. 119, H. 7)
(statt DM 26,–) **DM 13,–**

Verhandlungen der Gesellschaft für Geburtshilfe

1885/1887, 1888, 1889, 1895, 1896, 1898, 1900, 1901, 1903, 1904, 1912, 1913 je **DM 20,–**

Verhandlungen der Gesellschaft für Geburtshülfe

Heft 1-22 und Jubiläums-Heft
1846 – 1869 ohne H. 2, 11, 12
DM 350,–

Zeitschrift für Geburtshülfe und Gynäkologie

Band 1-51, 1877 – 1904
Band 47 ohne Heft 2 **DM 1.500,–**

einzelne Bände je **DM 30,–**

Zeitschrift für Kinderforschung

Band 28-50 Heft 1, 2, 1923 – 1944
DM 1.500,–

Band 33-48 je **DM 75,–**

Zeitschrift für Kinderheilkunde

Band 1-64, 1910 – 1944 Br.
(statt DM 7.200,–) **DM 3.600,–**

Band 1-32, 34-61 Br. je
(statt DM 126,–) **DM 63,–**

Band 65-113, 1947 – 1972 Br.
(statt DM 5.240,–) **DM 2.620,–**

einzelne Bände Br.
(statt DM 126,–) **DM 63,–**

Band 114-116, 1973 Br. je **DM 120,–**

Zeitschrift für Medicin, Chirurgie und Geburtshülfe
Band 2, 8, 13, 14, 15, 1848, 1854, 1859 – 1861 je **DM 30,–**

Band 3 (ohne Heft 6), Band 12 (ohne Heft 1), 1848, 1858 je **DM 20,–**

Neue Folge, Band 1-7, 1862 – 1867 je **DM 30,–**

Zeitschrift für Säuglingsschutz
Band 2-9, 1910 – 1917 Geb. **DM 200,–**

Zeitschrift für Wundärzte und Geburtshelfer
Band 1-58, 1848 – 1907 **DM 1.400,–**

Zentralblatt für die gesamte Kinderheilkunde
Band 1-42, H. 1/2, 1911 – 1944 **DM 2.500,–**

Band 43-110, 1952 – 1972 (statt DM 4.780,–) **DM 2.390,–**

Band 43-98 Br. je (statt DM 68,–) **DM 34,–**

Band 99-109 Br. je (statt DM 148,–) **DM 74,–**

Band 110, 1972 **DM 198,–**

Zentralblatt für Gynäkologie
Band 3-68, Register zu Band 1-50, 1879 – 1944
es fehlen 4 Bände (62, 63, 64, 67) und 5 Hefte (Bd. 6 H. 15, 16; 61 H. 28; 66 H. 18; 55 H 11) sowie 6 Titelblätter und Inhaltsverzeichnisse **DM 3.000,–**

einzelne Bände (auf Anfrage) je **DM 40,–**

Das Antiquariat von Lange & Springer bringt laufend folgende Kataloge heraus:

Alte Medizin
Katalog 2 ist erschienen

Geschichte der Medizin
Liste 3 in Vorbereitung

Geschichte der Naturwissenschaften
Liste 2 ist erschienen

Sonderangebote
Medizin
Naturwissenschaften
Mathematik
Technik
je 2 x im Jahr

Die Kataloge **Aus unserem Lager** erscheinen in unregelmäßigen Abständen:

Liste 1 **Medizin** ist erschienen

Bitte fordern Sie unsere Kataloge an.

Wir bitten um Beachtung der **neuen Adresse** der Antiquariatsabteilung:

1 Berlin 10, Otto-Suhr-Allee 26/28, 4. Stock.
Telefon 030/82 20 01 (App. 349)
030/343 20 11
030/343 20 12

Wir freuen uns auf Ihren Besuch.

LIEFERUNGSMÖGLICHKEITEN FREIBLEIBEND

Availability without engagement.

Disponibilité sans engagement.

Zahlungen an uns können auf folgende Konten erfolgen:

Postscheckkonto Berlin-West Nr. 246 70 / **Bankkonten:** Berliner Disconto Bank AG, 1 Berlin 10, Otto-Suhr-Allee 6—16, Konto Nr. 021/0716 (unsere Außenhandelsbank) / Berliner Bank AG, 1 Berlin 12, Hardenbergstraße 32, Konto Nr. 99/07571.

Payment can be made to our following Accounts:

Postscheckkonto Berlin-West Nr. 246 70 / **Bank Accounts:** Berliner Disconto Bank AG, 1 Berlin 10, Otto-Suhr-Allee 6—16, Account No. 021/0716 (our Foreign Trade Bank) / Berliner Bank AG, 1 Berlin 12, Hardenbergstraße 32, Account No. 99/07571.

USA: Checks should be made out to: Chase Manhattan Bank, New York (Account Lange & Springer, Berlin) and sent to International Paying & Receiving Tellers, The Chase Manhattan Bank, 1 Chase Manhattan Plaza, New York, N.Y. 100 15, USA.

Please give your and our complete address, when making your payments.

Les paiements peuvent s'effectuer aux comptes suivants:

Postscheckkonto Berlin-West 246 70 / **Comptes Bancaires:** Berliner Disconto Bank AG, 1 Berlin 10, Otto-Suhr-Allee 6—16, Compte Numéro: 021/0716 (notre banque pour le commerce extérieur) / Berliner Bank AG, 1 Berlin 12, Hardenbergstraße 32, Compte Numéro: 99/07571.

Anothomia oder abconterfectung eines Weybs leyb/ wie er innwendig gestaltet ist.

Das Hirn ist kelter vnd feuchter dañ alle andern gelider.

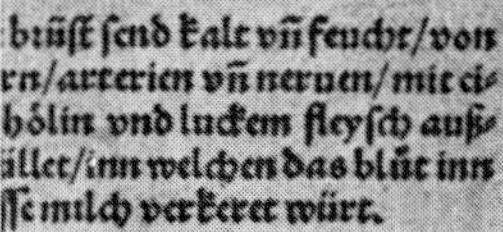

... brüst send kalt vñ feucht/ von ...rn/ arterien vñ neruen/ mit ei... hölin vnd luckem fleysch auß...illet/ inn welchen das blůt inn ...sse milch verkeret würt.

...afragma ist ein fellin/ welchs ...abteylet die ernerende gelider/ ... denē so dz leben vffenthalten.

...e Mag ist ein hafen/ darin alle ...s von dˀ lebern gekocht würt/ ...o auß jm das haupt/ hertz/ vnd ... glider gespeyset vnd erneret/ ...ch alles geplůt auß dem Ma... von der lebern geborn.

... Leber ist ein brunn aller na...lichen geyst vñ krefften/ ein zů...en gerunnen blůt/ welche von ... speys des Magens das edelst ...ich ziehet/ vñ darauß ein rein ...ter geplůt macht/ den schaum ...non abgesündert welches ist ... feuchte Colera in das beutlin ... gallen/ Die heef aber/ welchs ...nelancoly ist/ scheibt sye in dz ...z/ Die menstrua oder weybs ... hat iren vrsprung von der le...n/ ein ader die sich herab zeicht ...en vorhoff der můtter/ wie hie ...zeichet ist.

... Nieren send warm vnd truck ...durch welche/ alle feuchtin von ... Magen in die blasen gefůret ...den.

Zwo adern gond innwendig von den brüsten inn die můtter herab/ daruon das kindlin erneret vnnd auffgehalten würt.

Die Lung ist ein deckel vñ beheltnus des hertzens/ von welcher etwan kompt keichen/ vrsach dˀ verstopffung dˀ lungen rör/ Etwan võ grosser kelte vñ feuchtin/ auch von vbriger trückne/ jre geschwär send Periplomonia/ hitzig von dˀ flegma/ Pleuresis von der Colera/ Prisis von disen beden.

Das hertz ist das hitzigst glid des gantzen leibs/ ein sitz vñ wonung der sëelen vnd des lebens.

Das Miltz ist kalt vñ trucken/ ein hefel alles geplůts/ auß welchem die melancoley im hinderen theyl des haupts geborn würt.

Die blos ist formiert wie ein wasser glas/ welche an die můter angehenckt/ vñ sich nit durch die můter/ sonder zů allerforderst in dem ror der scham außlasset/ wie auch der weyber blům/ dann die můter ligt noch ferer innwendig vnnd hart verschlossen/ welche sich zů dˀ zeit des Ehelichen wercks öffenet/ nachmals widerumb vff das hertest züschleußt ɽc.

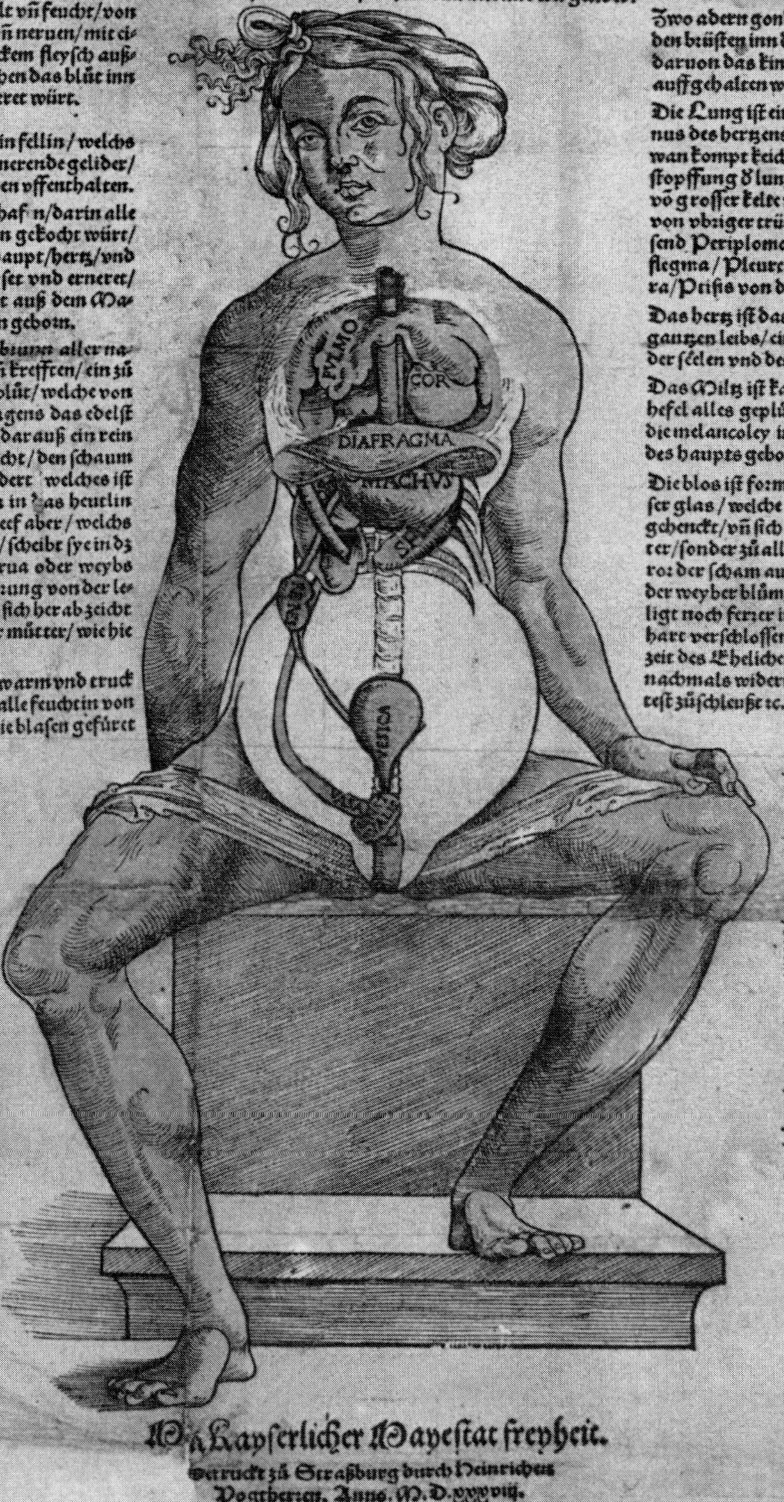

In dem hinderen de... den man den maß darm nennet/ send fünff adern/ die man Emoroidales oder ...ne aureæ/ das ist die guldin ader nennet/ durch welche etwan vil böß geplůt außgefůrt würt/ gleich als durch der weyber kranckheyt. Die innen würt auch gemelt die ader Vena kilis/ welche zů hinderst in dem leyb an dem ruckgrat herab geht bis an die můtter/ darnach sich theylet inn zwen äst oder adern/ eine in den lincken/ die ander in den rechten schenckel.

Die můter ist ein fürgeordnet faß von Gott dem Herrn/ darein die kindlein entpfangen/ erneret/ vnd zů eines menschen kôrper formiert werden/ An der můtter hanget ein blößlin oder fäßlin/ darinnen sich des weybs blům von der leber her abversamlet/ vnd durch das eusser ror der můter/ daran auch die blaß verfaßt ...

Mit Kayserlicher Mayestat freyheit.

Getruckt zů Straßburg durch Heinrichen Vogtherren. Anno. M.D.xxxviij.